儿童常见疾病百问系列

丛书主编 谢鑑辉 鲁 琼

本书受湖南省科技厅科普专题项目"《儿童常见传染病的防治与家庭护理》科普图书创作（2019ZK4028）"、湖南省科技创新计划项目"PBL教学在儿内科住院医师规范化培训中应用探讨（2018SK50411）"赞助
长沙市科技局课题"湖南省儿科护士领导力现状研究及分层级培养模式的探讨"（kq2004149）

刘 静 马媚媚 陶玉琼 肖 晨 主编

# 儿童传染性疾病百问百答

U0339834

学苑出版社

图书在版编目（CIP）数据

儿童传染性疾病百问百答 / 刘静等主编．-- 北京：
学苑出版社，2022.7

（儿童常见疾病百问系列）
ISBN 978-7-5077-6425-3

Ⅰ．①儿… Ⅱ．①刘… Ⅲ．①小儿疾病－传染病－诊
疗－问题解答 Ⅳ．① R725.1-44

中国版本图书馆 CIP 数据核字（2022）第 095186 号

责任编辑：黄小龙
出版发行：学苑出版社
社　　址：北京市丰台区南方庄 2 号院 1 号楼
邮政编码：100079
网　　址：www.book001.com
电子邮箱：xueyuanpress@163.com
销售电话：010-67601101（销售部）67603091（总编室）
印　刷　厂：北京兰星球彩色印刷有限公司
开本尺寸：710mm×1000mm　1/16
印　　张：11.25
字　　数：123 千字
版　　次：2022 年 7 月第 1 版
印　　次：2022 年 7 月第 1 次印刷
定　　价：58.00 元

○ **主　编**

刘　静　　马媚媚　　陶玉琼　　肖　晨

○ **副主编**

游美英　　宁　斌　　陈　烁　　叶　辉

○ **编委名单**

（以姓氏笔画为序）

丁　敏　　马　烨　　甘路民　　庄倩茹

刘芝梅　　刘梅群　　刘朝宙　　汤继芳

李习文　　杨　莉　　肖耿吉　　张　凤

陈　莎　　陈　静　　赵　婷　　胡巧梅

徐小艳　　唐　娥　　黄金莲　　鲁　琼

鲁慧彬　　谢鑑辉　　谭一钊　　滕佳颖

# 前　言

随着人民生活水平的提高，医疗卫生事业的不断发展，尤其是疫苗的广泛使用，各种新型抗生素的相继研发，严重威胁儿童生命健康的重大传染性疾病已得到有效控制，但仍有较多小儿传染病未受到重视，以致在一定范围内存在流行趋势。

本书以一问一答形式针对儿童常见传染病问题进行解答，帮助家长了解儿童传染病的日常防护及疫苗接种的相关知识。通过本书的阅读，家长可以初步识别一些传染病的症状，认识到哪些情况需要及时就医，了解怎样护理患病的孩子，同时，在就医时与专业儿科医师沟通更加顺畅。希望通过本书能提升大众的科学育儿理念，面对小儿传染病不忽视、不恐慌。

本书也可作为临床医务人员及教师的参考读本，为日常工作提供帮助。限于编者的水平，书稿仍存在不足之处，敬请各位专家及读者批评指正！

刘　静

2022 年 1 月

# 目录

## 疾病篇　37

### 麻疹

## 腹泻

**参考文献** **162**

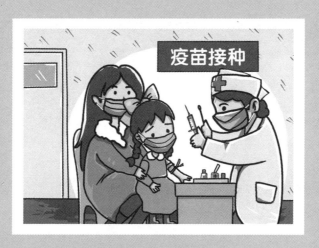

疫苗接种

基础保健篇

儿童传染性疾病百问百答

##  1. 儿童常见的传染病有哪些?

儿童常见传染病根据感染种类不同可分为病毒性传染病、细菌性传染病、肠道寄生虫感染以及其他感染性疾病。

（1）常见病毒性传染病包括：麻疹、水痘、流行性腮腺炎、手足口病、流行性感冒、病毒性肝炎、流行性乙型脑炎、狂犬病、儿童艾滋病、感染性腹泻等。

（2）常见细菌性传染病包括：细菌性痢疾、伤寒和副伤寒、百日咳、猩红热等。

（3）肠道寄生虫感染包括：蛔虫、蛲虫、钩虫等。

（4）其他感染性疾病包括：先天性梅毒、儿童结核病等。

## 2. 春季有哪些传染病，如何预防?

4月春暖花开，气温升高，但早晚温差仍较大。这个时节应重点防控猩红热、水痘、麻疹等呼吸道传染病，以及手足口病、病毒感染性腹泻等肠道传染病。

（1）呼吸道传染病预防小贴士

① 均衡饮食，生活有规律，保证睡眠，适量运动，提高自身的免疫力。

② 经常开窗通风，保持室内空气新鲜。不去人群密集、空气不流通的场所，减少接触病原体的机会。

③ 加强个人卫生，比如勤洗手，咳嗽、打喷嚏时用手帕、纸巾或者衣袖内侧掩住口、鼻。

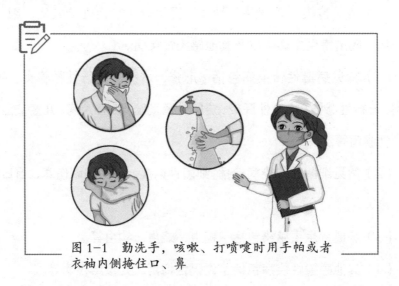

图 1-1 勤洗手，咳嗽、打喷嚏时用手帕或者衣袖内侧掩住口、鼻

④ 如有发热等不适，应及时就医，到医院就诊戴口罩，回家后洗手消毒，避免交叉感染，避免接触传染病病人。

（2）肠道传染病预防小贴士

①注意个人卫生，饭前便后洗手，勤洗澡。

②做好饮食卫生，生熟分开，贝壳类水产品烧熟煮透；多吃新鲜、易消化的食品；剩饭剩菜要彻底加热后食用。

③注意饮水卫生，多喝开水，不喝生水，定期清洗饮水机。

④保持室内空气流通，注意家庭室内外的清洁卫生。

## • 猩红热 •

猩红热是由A群乙型溶血性链球菌感染引起的急性呼吸道传染病，起病急，表现为发热、咽峡炎、弥漫性皮疹、继而脱皮等症状。主要通过飞沫传播。3～9岁儿童易发，疫情多发生在学校或托幼机构。

猩红热的预防：

各学校和托幼机构加强卫生防范，做好晨检、午检、室内通风换气等工作，发现可疑患儿应请其停课、就医，并及时报告可疑的猩红热疫情。

在猩红热高发季节，或周围出现猩红热病人时，家长须密切关注儿童的身体状况。如果孩子出现发热或皮疹，应及时去医院诊治。儿童日常生活应注意个人卫生，做到勤洗手，打喷嚏时捂住口、鼻。

## • 水痘 •

水痘是一种由水痘－带状疱疹病毒引起的急性呼吸道传染病，多见于儿童，冬春季高发，容易在集体机构暴发。水痘在多数情况下症状较轻，以瘙痒不适为主，但在某些情况下可能出现严重并发症甚至死亡。水痘患者自出疹前1～2天直至疱疹干燥结痂均有传染性。病毒可通过水痘患者咳嗽或打喷嚏在空气中传播，也可通过接触水痘患者的水疱传播。带状疱疹患者可传染无免疫力的接触者，使其感染水痘。

水痘的预防：

接种水痘疫苗是目前世界上公认的预防水痘最为经济、有效的方法。多数人接种过水痘疫苗后就不会再感染水痘；少部分人即使接种后感染水痘，其症状也较轻，出疹较少，发热的可能性较小，并且恢复得更快。家长可以带 1 岁以上的宝宝就近至社区卫生服务中心预防接种门诊接种水痘疫苗。另外，患者确诊后必须隔离至所有疱疹干燥结痂，方可外出活动。

## • 麻疹 •

麻疹是由麻疹病毒引起的、具有高度传染性的呼吸道传染病，可经呼吸道飞沫及直接接触传播，从暴露到出疹会经过 10 ～ 14 天的潜伏期。患者在出疹前 5 天至出疹后 4 天传染性最强，最初会出现高热、咳嗽、鼻炎和结膜炎等前驱症状，3 ～ 4 天后可出现典型的斑丘疹，常伴有高达 39℃～ 40℃的发热，一般可于起病后 7 ～ 10 天完全康复。麻疹的并发症有中耳炎、喉炎、支气管炎和肺炎，这些并发症尤其容易在 5 岁及以下儿童中发生。

麻疹的预防：

对于新转学、跨地区搬家、旅游的儿童，家长应配合社区卫生服务中心做好适龄儿童的麻疹成分疫苗查漏补种的工作。

建议没有接种过含麻疹成分疫苗的成年人，尤其是大型工厂企业的新进职工、医护人员和护工、学校的教职人员等在人员密集场所工作的人群，以及容易接触儿童、自身免疫力低下的人群，尽早接种疫苗。经常与麻疹患者接触的人员，如果过去没有接种满 2 剂含麻疹成分的疫苗，应配合社区卫生服务中心进行接种。

### •手足口病•

手足口病多发生于学龄前儿童，多数宝宝发病突然，临床表现主要是发烧，随后会出现红色斑丘疹、疱疹，集中在手、脚和口腔周围，因而得名。

手足口病的预防：

尽量少带孩子去拥挤的公共场所，避免孩子与患发热、出疹性疾病的儿童接触，减少被感染的机会。

注意孩子营养的合理搭配，睡眠充足，适当晒晒太阳，增强自身的免疫力。

### •病毒感染性腹泻•

病毒感染性腹泻是由诺如病毒、轮状病毒等病毒感染引起的急性胃肠疾病，主要表现为腹泻和呕吐，在学校、托幼机构、养老机构等集体单位中易发生聚集性疫情。

病毒感染性腹泻的预防：

定期对餐具进行消毒，在外就餐尽量不吃生冷、半生的水产品等食物。餐饮店应对新进从业人员做好培训，加强食品安全管理。

规范化处理呕吐物。先使用吸水性较强的纸巾，如厨房用纸，清除患者的呕吐物和排泄物，再使用消毒液（5% 的 84 消毒剂与水 1 : 24 配比）对污染的地面和物体表面进行拖拭或擦拭消毒。处理时应佩戴手套和口罩。

### 3. 哪些传染病会季节性发病？不同传染病的流行季节有何不同？

儿童传染性疾病有很明显的季节性，一般情况下春季和秋季是传染病的高发季节，但是冬季和夏季也有可能发生传染性疾病。呼吸道传染病的高发季节一般是春季和冬季，春季多由于自身细菌和病毒导致感染，秋季主要是因病原微生物、感染性病毒感染人体从而产生一定的传染性，而且在一定的条件下，还可能造成流行性的疾病。

春季常见的传染病包括：流行性感冒、流行性脑脊髓膜炎、麻疹、水痘、腮腺炎、风疹、猩红热等。这些传染病大多都是呼吸道传染病，可通过空气、短距离飞沫或接触呼吸道分泌物等途径传播。

夏季常见的传染病主要是肠道传染病，肠道传染病的传播过程是各种病原体从病人与病原携带者的粪便、呕吐物中排出，污染了周围环境，然后通过水、食物等，经口腔进入胃肠道，在人体内繁殖，产生毒素并且发病，最后排出病原体，再传染给别人。夏季常见的肠道传染病包括细菌性痢疾、霍乱、阿米巴痢疾、伤寒或副伤寒、甲型肝炎、戊型肝炎及其他感染性腹泻等，一般外出聚餐和游玩的人容易发生肠道传染病。

秋季常见的传染病主要还是一些呼吸道传染性疾病，比如说流感，尤其是甲流，还有水痘、猩红热等。除此之外，也有一些消化道传染性疾病，比如说痢疾、轮状病毒性肠炎、诺如病毒性肠炎、伤寒等。还有虫媒传染病，比如疟疾、登革热、鼠疫、流行性乙型脑炎、莱姆病等。

虫媒传染病是蚊、蚤、虱、螨及蜱叮咬而传播的传染病，建议在户外工作或是游玩的人群要注意做好防护，避免因此导致严重的病症。

冬季天气比较寒冷，感冒、发烧、咳嗽的现象都会增多，常见的冬季传染病有水痘、流感、麻疹、流行性腮腺炎、风疹、猩红热、传染性单核细胞增多症、流行性脑脊髓膜炎、结核等。

## 4. 儿童怎样戴口罩？

戴口罩应注意分清内外、上下，颜色浅的朝内，有金属条的朝上，口罩应该罩住口鼻，戴好口罩后需要按压金属条塑形，并呼气检查有无漏气，戴口罩期间检查孩子有没有不适表现以及口罩有没有移位，并及时处理。婴儿不建议戴口罩。

图 1-2　戴口罩要按压金属条塑形，检查有无漏气

**5. 传染病多发季节怎样提前做好小儿疾病预防与身体保健?**

春季气温变化快,冷热反复,各类传染性疾病的发病率高,孩子的抵抗力较差,很容易患病,但一些常见的小儿传染病其实是可以有效预防的,家长应提前做好预防工作,保护孩子的健康。

(1)接种疫苗。小儿传染性疾病大多是可以通过接种疫苗来有效预防的,这是最直接、有效且经济的预防措施。家长一定要为适龄儿童按时接种疫苗,防患于未然,孩子体内拥有了抗体,就能够抵御病原体的侵袭了。

(2)注意保暖。春季气温回暖,但冷空气也并未走远,气温变化快,家长不宜过早为孩子换上薄衣,应该坚持"春捂秋冻"的原则,春季尽量延后为孩子换上薄衣服的时间,预防感冒。

(3)室内多通风。婴幼儿长期待在室内,很容易受到病菌的侵袭。在春季气温回暖时,应该多开窗通风,清扫房间,将整个冬季沉积的灰尘清理干净,保证室内有充足的光照,利用紫外线杀死室内细菌。三岁以上的宝宝,要多在晴朗的天气到室外活动,呼吸新鲜的空气,提高抵抗力。

(4)多喝水。春季的空气较为干燥,沙尘天气多,风大,空气中有许多尘埃,孩子在室外活动后很容易由于吸入大量尘埃而导致鼻黏膜受损,或患呼吸系统疾病。多饮水不仅能保持鼻黏膜的湿润,还能促进体内毒素的排出,加速新陈代谢,使孩子抵御病毒的侵袭。

（5）注意卫生。小孩子在玩耍时是不会考虑卫生问题的，因此他们的手上、衣服上，到处都可能沾满了细菌和病菌，用手抓食物、吃手指等不良的习惯又会将这些病菌带入体内，引发疾病。因此，家长必须成为孩子们的"守护神"，及时消除细菌和病菌。要及时为孩子更换衣物、床单、被罩，培养孩子玩耍后、用餐前必须用香皂洗手，不吃别人剩下的食物的好习惯。

（6）远离人群密集场所。春季，大人和孩子都易患感冒等疾病，小孩子的抵抗力较差，患病率相对更高。为了远离疾病，家长要少带孩子去人多的公共场所，尽量减少与外界的接触，不给病菌可乘之机。如电影院、火车站、商场、广场等地点，都应该尽量避开春季疾病高发期前往。如果家中有人患感冒等传染性疾病，也要少接触孩子，将自己的生活用具与孩子的用具隔离开，以免传染。

（7）补充营养。预防传染性疾病，除了远离病原，还要从提高孩子的身体素质上下手。拥有强健的身体，才能够远离疾病。孩子的日常饮食一定要注意营养的均衡搭配。要及时为他们补充充足的蛋白质、维生素、钙、镁。平时多吃蘑菇、木耳、银耳等菌类食品，以及西红柿、橘子等富含维生素C的水果，能够提高孩子的抗病毒能力。黄瓜、胡萝卜等蔬菜瓜果，能够保护孩子的上呼吸道黏膜，增强呼吸器官功能。菜花、卷心菜等含有维生素E，能够提高人体的免疫力，对预防疾病都是有效的。很多孩子不爱吃肉或青菜，每天都吃大量的零食，包括一些"垃圾食品"，这些偏食的习惯应该尽早纠正，否则会影响孩子的发育，容易患病。

### 6. 哪些传染病可以通过疫苗接种预防?

通过接种疫苗,可以预防儿童结核病、甲型肝炎、乙型肝炎、脊髓灰质炎(又称小儿麻痹症)、百日咳、白喉、破伤风、麻疹、风疹、流行性腮腺炎、乙型脑炎、流行性脑脊髓膜炎、流行性出血热(又称肾综合征出血热)、炭疽病、钩端螺旋体病等。

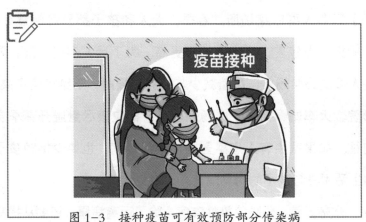

图 1-3　接种疫苗可有效预防部分传染病

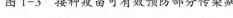

### 7. 哪些人群不宜接种疫苗? 哪些人群应暂缓接种疫苗?

接种疫苗的禁忌证分为两类:一是一般禁忌证;二是绝对禁忌证。

预防接种的一般禁忌证是指适用于各种疫苗接种的禁忌证,包括生理状态和病理状态两种。

(1)生理状态

①妇女妊娠期。妊娠期的妇女不能接种活疫苗,如甲肝减毒活疫苗,

麻疹、风疹、水痘、腮腺炎等疫苗。

②最近曾进行被动免疫者。最近4周曾注射过丙种球蛋白、医学免疫球蛋白或其被动免疫制剂者，为防止被动抗体的干扰，应推迟活疫苗的接种。近期服用甾体类激素、细胞毒性药物、特异性免疫抑制剂者，应推迟疫苗接种。

③有既往病史者。患过某种传染病，可获得较长期的病后免疫，在近期内可不予接种相应的疫苗。

（2）病理状态

①发热。除一般的呼吸道感染外，发热很可能是某些传染病的先兆。接种疫苗后可能加剧发热性疾病，且有可能错把发热性疾病的临床表现当作疫苗反应而妨碍了以后的接种。因此，正在发热，特别是高热的患者，应暂缓接种疫苗。

②急性传染病的潜伏期、前驱期、发病期及恢复期（一般指病后1个月内）。除可以进行应急接种的疫苗外，其他疫苗在传染病潜伏期、前驱期接种，可能诱发、加重原有病情，在发病期接种亦可能会加重病情。在传染病流行时，密切接触传染病人的，也不宜马上接种疫苗。

③过敏性体质。有过敏性体质的人接种疫苗，常可能引起过敏性反应。对有过敏性体质、支气管哮喘、荨麻疹、血小板减少性紫癜、食物过敏史者，在接种疫苗前应详细了解过敏原，含有该过敏原的疫苗不可接种，不含该过敏原的疫苗可予接种。

④重症慢性患者。如活动性肺结核、心脏代偿功能不全、急慢性

肝脏病变、糖尿病、高血压、肝硬化、血液系统疾患、活动性风湿病、严重化脓性皮肤病等病人，或在接种局部有严重皮炎、牛皮癣、湿疹的病人，接种疫苗后可能加重原有病情或使不良反应加重，应暂缓接种；对于患有上述疾病，目前病情已长期稳定，甚至已成为"既往史"的病人，可以在医师的指导下接种疫苗。

⑤神经系统疾病和精神病。对脑或神经发育不正常，或患有癫痫、癔症、脑炎后遗症、抽搐等疾患，或有既往史者，接种疫苗时应持慎重态度，尤其是接种乙型脑炎疫苗、百白破联合疫苗和流脑多糖疫苗时，更应慎重。

特殊禁忌证是指对某种疫苗所特有的禁忌，并不是所有的疫苗都不能接种。不同疫苗的特殊禁忌也有所不同，如怀孕初期不能接种风疹疫苗、水痘疫苗、腮腺炎疫苗等；有神经系统疾病史（包括脑炎、抽风、癫痫、脊髓灰质炎等疾病和症状）的人，或在流行性脑炎和脊髓灰质炎流行期间，不宜接种百白破联合疫苗；近 1 周内腹泻 4 次以上者，不宜服用脊髓灰质炎活疫苗；患有湿疹等严重皮肤病的人，不宜接种卡介苗；有免疫功能低下或缺陷的人，如吞噬细胞功能缺陷病、抗体缺陷病、补充缺陷病、联合免疫缺陷病等不能接种活疫苗。

**8. 接种疫苗可以让小儿终身免疫吗?**

预防接种后免疫效果持续长久与否，要看每种制剂不同而定，与被接种者的年龄亦有一定的关系。有的疫苗每隔一定的时间就需再加强接种，如流感疫苗每年需要接种。

预防接种毕竟与天然免疫的情况不同，预防接种主要靠人工的方法把灭活的、对人体无毒的或减弱了毒力的活细菌、病毒或者毒素接种到人体，使人体产生相应的抵抗能力（抗体）。对人体的这种刺激虽然比自然感染的毒性远远要低而且较为安全，但免疫力的持续时间也就没有天然免疫时间长久，目前还无法做到预防接种后终身免疫。

 **9. 为什么有些疫苗需要多次接种?**

小儿初次接种某种抗原（引起身体产生抗体的物质叫抗原，也叫预防针）后，机体需数周或更长时间才能产生免疫抗体。初次接种后体内产生抗体的量不多，维持的时间也较短，过一定时间后，抗体会逐渐下降直至完全消失，从而失去了免疫效果。因此，在抗体尚未完全消失之前再进行1次（或2次）接种，抗体可在短期内迅速大量地增加，并且维持较长的时间，从而达到较好的免疫效果。

每种疫苗接种的间隔时间根据疫苗的种类而不一，一般根据每种疫苗的性质、产生免疫反应的快慢，以及接种后机体吸收的快慢来决定。一般来说，活疫苗（如麻疹疫苗）及活菌苗，因为抗原作用强，间隔时间可长些；而类毒素（如白喉类毒素、破伤风类毒素）、死菌苗（如百日咳菌苗）、灭活的疫苗（如乙型脑炎疫苗），因为对机体刺激的作用弱，免疫效果较差，故间隔时间短。因此，不能随意改变接种的间隔时间，以免影响免疫效果。

表 1-1　计划免疫常见需要多次接种疫苗表

| 疫苗名称 | 接种免疫月（年）龄 | 接种次数 |
|---|---|---|
| 乙型肝炎疫苗 | 出生、1 月龄、6 月龄 | 共接种 3 次 |
| 脊髓灰质炎糖丸 | 2 月龄、3 月龄、4 月龄、4 岁 | 共接种 4 次 |
| 百白破混合制剂 | 3 月龄、4 月龄、5 月龄、1.5～2 岁 | 共接种 4 次 |
| 麻疹减毒活疫苗 | 8 月龄、7 岁 | 共接种 2 次 |

注：引用自我国免疫规划疫苗儿童计划免疫程序表（2016 年版）。

## 10. 为什么接种了有些疫苗还会再得相关传染病？

所有的疫苗均具有一定的保护率，多数疫苗的保护率＞ 80 %，有些疫苗的保护率能达到 95 % 以上，但疫苗保护率通常达不到 100 %。

某些疾病可由多种病原体引起或者同一种病原体有多种血清型。目前使用的疫苗只能预防某种病原体或者某些血清型，接种疫苗后仍可能得病。例如肠道病毒 71 型（简称 EV71）疫苗只能预防 EV71 感染导致的手足口病，不能预防柯萨奇病毒、埃可病毒导致的疾病。

由于受种者个体差异等原因（如免疫应答能力低下等），少数人接种疫苗后不能产生充足的保护作用，仍有可能得病。疫苗通常都有一定的保护年限，随着时间的推移、年龄的增长，接种疫苗所产生的抗体逐渐降低直至转阴，可能重新成为疾病的易感者，如果接触到疾病的病原体，仍可能被感染。

虽然接种疫苗后不能保证 100% 不得病，但大量的研究证明，即使接种疫苗后发病，相对于不接种疫苗者，其患病后的临床表现通常比较轻微，康复快。接种疫苗仍是预防传染病最经济、最有效的手段。

## 11. 人们常说的 PPD 皮试是什么？做了皮试后需要注意什么？

结核菌素试验（又称 PPD 皮试）是检查机体是否已受过结核菌的感染而产生免疫力，判断有无结核病的早期辅助诊断方法，PPD 皮试因经济、简便、易于观察，是常见的检测结核感染的方法，是用结核菌的菌体蛋白来测定机体对结核分枝杆菌有无过敏反应，从而了解受试者是否曾被结核分枝杆菌感染的一种皮肤变态反应试验，属迟发型超敏反应。

因机体初次受结核分枝杆菌感染后，体内 T 淋巴细胞被致敏，且大量增生，经 4 ～ 8 周后，机体对结核分枝杆菌菌体蛋白产生过敏状态。此时，注射结核菌素（即抗原再次进入机体），就可使致敏淋巴细胞转变为原淋巴细胞（淋巴母细胞），从而释放出淋巴因子，其中移动抑制因子，可使巨噬细胞和 T 细胞聚集在抗原 – 抗体反应区，从而形成注射部位的皮肤硬结，表示为结核菌素试验阳性。

PPD 皮试通常在患者前臂掌侧皮内注射结核菌素，注射后

48～72小时后观察反应结果。做了皮试后注射处请勿挠抓，勿接触肥皂、洗衣液等化学洗涤剂。同时还需要注意：注射药物处不能按摩、揉搓，否则会影响皮试结果；保持局部清洁干燥，避免沾水，以免引起针眼感染；饮食清淡，避免烟酒；避免激素类药物影响皮试结果。

对皮试阳性的人员，只能说明其感染过结核菌，而不能作为是否患结核病的唯一诊断依据，所以对皮试阳性的人员应消除其顾虑，督促其到结核病防治医院做进一步检查确诊。

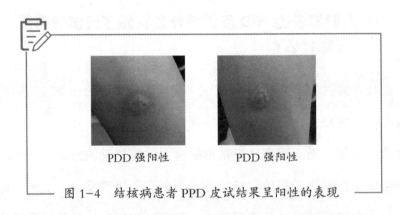

PDD 强阳性　　　　　　PDD 强阳性

图 1-4　结核病患者 PPD 皮试结果呈阳性的表现

## 12. 结核菌素试验不同结果的临床意义是什么？

以局部红肿、硬结直径的大小作为判定结果的标准，局部红肿、硬结直径＜5mm 就是阴性反应，通常表示人体没有感染过结核分枝杆菌，如果≥5mm 或＜10mm，就是一般阳性反应，直径≥10mm 或＜15mm 为中度阳性，直径≥15mm 或局部有水疱或坏死是强阳性反应。

表 1-2　结核菌素试验结果判断表

| 红肿硬结直径（mm） | 结果判断 |
| --- | --- |
| ＜ 5 | 阴性 |
| 5 ～ 10 | 一般阳性 |
| 10 ～ 15 | 中度阳性 |
| 15 以上 | 强阳性 |
| 局部水疱或坏死 | 强阳性 |

核菌素试验不同结果的临床意义：

（1）阳性反应

①弱阳性反应表示种过卡介苗或感染过结核。接种卡介苗后，结核菌素试验在 2 ～ 3 年内多呈弱阳性反应，且反应时间短（2 ～ 3 天内阳性反应渐趋消失）；如为自然感染，则反应较强（可持续十数日），且于 3 ～ 4 年后仍可呈阳性反应。

②3 岁以下小儿，尤其是 1 岁以下未接种过卡介苗者，多表示体内有新的结核病灶，年龄越小，活动性结核的可能性越大。

③未接种过卡介苗的患儿，无临床症状而只是呈一般阳性反应者，表示曾有过结核分枝杆菌感染。

④患儿结核菌素呈强阳性反应，表示体内可能潜伏有活动性病灶。

⑤近期由阴性转为阳性时，表示有新的结核感染。

（2）阴性反应

①表示无结核感染、未接种过卡介苗或接种卡介苗免疫力已消失。

②虽已受感染，或已接种卡介苗，但在 4 ～ 8 周以内，尚未产生变态反应者。

③技术性误差，如剂量不足、注入皮下、试液失效等，均可呈阴性反应。

（3）假阴性反应

机体免疫反应在下列情况下受到抑制，可出现假阴性反应：

①患某些急性传染病，如麻疹、百日咳、伤寒、猩红热等。

②患有某些重症结核病，如急性血行播散型肺结核、结核性脑膜炎等。

③第Ⅲ度营养不良。

④接种某些疫苗后，如麻疹减毒活疫苗。

⑤患有免疫缺陷病或使用抗过敏药物，抑或在某些免疫抑制剂生效期间，如肾上腺皮质激素、环磷酰胺等类药物治疗期间等。

## 13. 得了传染病何时才能返校上学？返校前需提供哪些证明？

传染性疾病在儿科领域是常见的，具有季节高发性，因为儿童经常参加聚集性活动，故常相互传染，甚至造成聚集性发病，受到社会的关注。传染性疾病患儿返校时，校方通常会要求其持有医院开具的已过隔离期的证明。

对于传染性疾病，之所以症状完全消失，但仍需要隔离一定的时间，这是由于病原体在一定的时间内仍会持续不断向外排出，排出后可能导致其他人感染。儿童常见的传染病有流行性感冒、手足口病、疱疹性咽峡炎、水痘、流行性腮腺炎、麻疹、猩红热、登革热、诺如病毒感染、轮状病毒性肠炎、伤寒或副伤寒、细菌性痢疾等。

表 1-3　常见传染病隔离时间表

| 疾病名称 | 潜伏期 | 隔离期 | 接触者观察期 |
|---|---|---|---|
| 流行性感冒 | 1～3天 | 热退后48小时或症状消失 | 大流行期间集体机构人员检疫4天 |
| 手足口病 | 2～10天 | 自发病之日起2周 | 集体机构儿童检疫7天 |
| 疱疹性咽峡炎 | 2～10天 | 自发病之日起2周 | 集体机构儿童检疫7天 |
| 水痘 | 14～16天 | 疱疹完全结痂，且不少于发病后7天 | 医学观察21天 |
| 流行性腮腺炎 | 14～21天 | 腮腺肿大完全消失，且不少于发病后9天 | 医学观察3周 |
| 麻疹 | 9～14天 | 出疹后5天，合并肺炎的隔离至出疹后10天 | 易感者医学观察21天 |
| 猩红热 | 2～5天 | 症状消失后，咽拭子培养阴性且发病后6天 | 医学观察7天 |
| 登革热 | 3～15天 | 病程超过7天并且热退24小时以上，可解除防蚊隔离 | 不检疫 |
| 诺如病毒感染 | 24～48小时 | 隔离至症状消失72小时，其中从事食品操作岗位的需连续2次检测结果阴性 | 不检疫 |
| 轮状病毒性肠炎 | 24～48小时 | 症状消失、大便轮状病毒抗原阴性可解除隔离 | 不检疫 |
| 伤寒或副伤寒 | 8～14天 | 临床症状完全消失后每隔5天做大便培养，连续2次阴性者可解除隔离 | 医学观察15天 |
| 细菌性痢疾 | 数小时～7天 | 症状消失，连续2次大便培养阴性者可解隔离 | 医学观察7天 |
| 百日咳 | 2～21天 | 发病后40日或出现痉咳后30日 | 医学观察21天 |
| 流行性乙型脑炎 | 4～21天 | 体温正常，隔离在防蚊室内 | 不检疫 |
| 流行性脑脊髓膜炎 | 2～3天 | 症状消失后3天，但不少于病后7天 | 医学观察7天，可做咽培养，接触者儿童服磺胺或利福平预防 |
| 传染性单核细胞增多症 | 4～15天，大多为10天 | 隔离至症状消失 | 一般不检疫 |

（续表）

| 疾病名称 | 潜伏期 | 隔离期 | 接触者观察期 |
|---|---|---|---|
| 病毒性肝炎（甲型） | 15～45 天 | 自发病之日起 3 周 | 密切接触者医学观察不少于 45 天 |
| 病毒性肝炎（乙型） | 45～160 天 | 急性期隔离至病情稳定 | 急性肝炎密切接触者医学观察 45 天 |
| 儿童结核病 | 受各种因素影响不确定，短可数周，长可数年至数十年 | 痰液中抗酸杆菌连续 2 次阴性可解除隔离 | 按《学校结核病防控工作规范》进行患病学生管理及密切接触者筛查 |
| 狂犬病 | 4 天～19 年 | 症状消失 | 被可疑狂犬病咬伤者医学观察，并注射疫苗及免疫血清 |

返校流程：隔离期满后，请家长带上门诊诊断书、化验单、住院病历、疾病诊断证明等相关资料和孩子一同前往学校辖区的社区卫生服务中心。

（1）社区医生判断病例是否痊愈，如痊愈，医生签字确认后再到保健科开《返校证明》。保健科疫情管理员根据病例发病隔离情况开具复课证明，填写返校日期，并签字确认，盖公章。

（2）患肺结核的学生，需由县、区结防机构根据学生病情提出休学管理建议并开具《休学证明》，病愈后凭结防机构开具的《复学证明》方可复课。

（3）学生按复课证明上的时间返校，返校复课当天，家长将复课证明提交给学校卫生站，校保健老师再次查验复课证明。

## 14. 为什么说开窗通风是洁净空气的最好办法?

通风在"居室生态系统"中起着呼吸的作用。定时开窗通风换气是维护室内空气洁净度的有效方法。开窗通风,使室内外空气流通,无论对于改善室内的空气质量,还是对于人体的健康都有非常重要的作用。开窗通风有利于保持室内空气的新鲜和相对湿度。长期生活在门窗紧闭的居室里可能会因氧气的缺乏造成脑机能障碍,引起头痛、头昏、心慌、疲乏、血压升高等症状的发生。

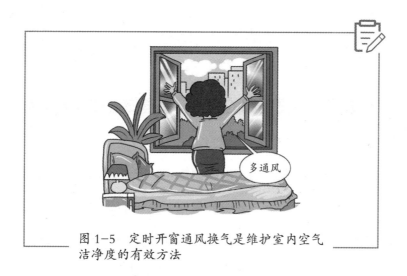

图 1-5　定时开窗通风换气是维护室内空气洁净度的有效方法

开窗通风可以破坏致病因子的生长环境,从而达到消灭它们的目的。温暖、空气不流通、光照差的房间很适合病菌生长繁殖,从而增加人们患呼吸道疾病等的机会。研究证实,不通风、湿度低的住室,最利于肺炎球菌、溶血性链球菌的传播,湿度低于 35％ 时,它们的繁殖孳生最快。自然界的一些放射性元素,也会不同程度地存在于一些建筑材料中,使人们受到致癌的威胁,通风有利于把它们排出室外。

常开窗，还可以有效利用太阳光中的紫外线，对室内进行消毒。开窗通风可以使人获得较多的"空气维生素"。空气负离子是地球上维持生物健康的重要物质，它可以调节人中枢神经系统的兴奋和抑制，改善大脑皮层的功能，促进造血功能和肺的换气能力的提升，提高人的免疫力，故被誉为"空气维生素"。而这种负离子在山林、海滨的空气中含量最高，农村原野中较高，城镇较低；在冬季密闭的房间内更低。开窗通气，能够把对身体有益的负离子引到室内来，并送走对身体有害的、过剩的正离子。

### 15. 家里有需要隔离的病人，怎样做好居家消毒？

（1）家庭日常防病消毒的特殊性

①病原微生物种类不明：由于家庭中人员外出接触面广，活动范围大，对来源明确的污染容易引起警惕，对不明确的污染源容易因看不见而常被疏忽，因此危险性就更大，给防病消毒带来一定困难。

②消毒对象复杂：家庭中面积虽不大，但涉及面却极广，金属、电器、布类、纸品、餐具样样具有，这就给消毒带来了更高要求。

③对消毒剂要求高：用于家庭消毒的消毒剂一定要对人低毒无害、作用时间短、对各种物品的损害较小，同时进入家庭的消毒药械价格不能太贵。

（2）居室空气消毒

呼吸道传染病主要是通过空气和飞沫传播的，为预防呼吸道传染病，对室内空气进行消毒显然是有意义的；通过空气传染的疾病包括流行性脑脊髓膜炎、白喉、百日咳、结核病、肺炎、麻疹、水痘、流行性感冒、流行性腮腺炎、链球菌感染、腺病毒感染、普通感冒、疱疹病毒感染等。常用的消毒方法有以下几种：

①通风换气：定时开放门窗通风换气，这样可降低室内空气中细菌的密度。通风的时间可根据室内温度及空气流通条件而定，夏季气候炎热，室温高，空气稀薄，对流差，因此应经常开放门窗以通风换气。冬季气候寒冷，室温低，通常每日应通风换气 2 次，每次 20 ～ 30 分钟。

②喷雾法：用 2% 过氧乙酸或 3% 过氧化氢喷雾也能达到一定消毒目的，消毒作用时间到达后打开门窗彻底通风。

③熏蒸法：熏蒸法是利用化学消毒剂具有的挥发性，在一定空间内通过加热或其他方法使其挥发达到空气消毒：关闭门窗，按照产品的使用说明将适量 0.5% ～ 1.0%（5000 ～ 10000 mg/L）过氧乙酸水溶液（1 g/m³）或二氧化氯 10 ～ 20 mg/m³ 盛放到耐腐蚀、大小适宜的容器中，加热蒸发或加激活剂，或采用 20 mg/m³ 臭氧熏蒸消毒。作用时间、操作方法和注意事项等遵循产品说明，消毒完毕后打开门窗彻底通风。

④紫外线照射：人不在房间时，可采用普通石英紫外线灯或高臭氧紫外线灯直接照射，一般用 ≥ 70 μW/cm²（100 cm 处）紫外灯照射 25 ～ 30 分钟。人在房间时可用低臭氧紫外线灯向天花板方向照射。

（3）家庭中桌、凳、床等物品表面的消毒

一般以清洁消毒法为主，保持无尘埃为准，清水擦拭物品表面，每天1～2次。在有可能被污染的情况下才用消毒剂（250ppm碘伏、2％戊二醛消毒液、500ppm有效氯消毒液、50％乙醇等）进行擦拭。也可定期进行预防性消毒，如用高效手提式紫外线灯每天照射1次，每次每单位面积照射5～10秒。

## 16. 84消毒液一般怎么配比使用？

84消毒液以其广谱、高效、速效的杀菌性能以及低毒、价廉、使用方便的优点而被广泛应用于临床，但其最大的缺点是容易分解，稳定性差。为保证消毒的效果，使用时需要现配现用。如何正确使用84消毒液，对确保消毒效果至关重要。

表1–4　消毒液浓度配比表

| 所需浓度（有效氯含量） | 消毒液量（mL） | 原液量（mL） | 加水量（mL） |
| --- | --- | --- | --- |
| 250mg/L（1：200） | 1000 | 5 | 995 |
| 500mg/L（1：100） | 1000 | 10 | 990 |
| 1000mg/L（1：50） | 1000 | 20 | 980 |

84消毒液正确使用方法：

（1）一般物体表面和公共场所环境消毒：用浓度为500mg/L的84消毒液，消毒时间：30分钟，消毒方法：擦拭，喷洒消毒液后用清水洗净。若地面、桌面有呕吐物或血迹等明显的污染，先清扫污染物，然后用浓度为 1000 mg/L 的 84 消毒液进行擦拭消毒。

（2）餐饮器具消毒：将餐具用水煮沸 15 分钟，然后用浓度为 500 mg/L 的 84 消毒液浸泡 30 分钟，最后清水冲洗干净。

（3）织物、毛巾、衣物等消毒：用浓度为 500 mg/L 的 84 消毒液，消毒时间：30 分钟，浸泡消毒后用清水洗净，或者煮沸 15 分钟消毒。

（4）医院污染物品消毒：用浓度为 5000 mg/L 的 84 消毒液，消毒时间：60 分钟，浸泡、喷洒消毒后用清水洗净。

### 17. 为防止感染，每天都需要在家里使用消毒液消毒吗？

不少人的家里常备有各种消毒液、除菌液，有人习惯每次洗衣服都要用一点消毒液，似乎这样衣服才能洗得干净；有人喜欢每次打扫卫生的时候用一点消毒液，似乎用消毒液清洁过的地板更干净、桌面更闪亮。你的家里，真的需要这样使用消毒液吗？答案是否定的，我们并不需要每天用消毒液给家里消毒。对于消毒液的认知，大部分人停留在杀菌、杀毒这个层面，为了避免家人受到细菌的侵害，因此需要使用消毒液将细菌杀掉，让家里成为一个干净甚至"无菌"的空间。不过我们随时随地都在与细菌打交道，空气中、物体上，包括我们身体里，都充满着各种细菌。

细菌分为三大类：益细菌（益生菌）、坏细菌（致病菌）、可好可坏的细菌（条件致病菌）。

（1）益生菌：我们经常喝的酸奶里就有活性益生菌，常见的如乳杆菌、双歧杆菌、酵母菌等。它们主要分布在胃肠道和生殖系统内，能够帮助消化、增强免疫力、平衡身体的微生物生态，人体一旦益生菌数量降低，身体状态就会失衡，出现一些疾病症状，如腹泻、过敏、吃东西没胃口、免疫力下降等。

（2）致病菌：顾名思义，就是能引起疾病的细菌和病毒，如结核杆菌、鼠疫杆菌等。

（3）条件致病菌：这类细菌在人身体无异常的情况下属于无害的细菌，但身体一旦发生异常情况，比如免疫力下降、有开口性创伤等，它们就会乘虚而入，变成致病菌。

我们在生活中接触的大多数是可好可坏的细菌或者是有益细菌，致病菌占的比例并不高。但是，消毒液和除菌液在消毒除菌的时候是不分好坏的。它们不可能做到智能地区分哪些是致病菌并消灭它们，而是统一操作，凡是细菌都消灭掉，因此，虽然我们在使用消毒液的时候，给自己营造了一个所谓的"无菌"环境，但好的细菌也都被消灭掉了。

人生活在细菌中为什么不会总生病？除了跟大部分细菌都是无害细菌有关外，还因为我们的身体就有消灭坏细菌保护好细菌的功能。大部分疾病的发生原因，在于身体不够强大，而致病菌足够强大，战胜了身体的抵抗，侵入身体造成疾病。这也就是为什么流感发作的时候，同一个环境里的人，有的被感染，有的人却没事。我们一般说这种人身体抵抗力强，换言之，这一类人的身体免疫力高、与细菌战斗的能力强，能够打败致病菌的入侵。

因此，我们要相信身体的能力，同时也要强身健体，比如坚持适当的运动、有良好的睡眠和饮食习惯、养成良好的生活习惯等，让身体一直保持高免疫力的状态，自然可以抵抗大部分致病菌的入侵。具体做法为：每周运动 3～5 次，每次 20 分钟以上；一日三餐定时定量，保证每餐的营养均衡；睡眠时间相对稳定，有固定的睡觉时间和起床时间；日常勤洗手，尤其是刚到办公室或回到家里，都应该先洗手；房间内常开窗、多通风，尤其是空调房，在不使用空调的时候多开窗通风；内外衣裤勤换洗，内衣裤最好每天一换，夏季由于经常出汗，也应该每天更换外衣，如 T 恤、衬衣等；床上用品、毛巾等多晒太阳。

综上所述，我们不需要每天用消毒液给家里消毒，但也会有一些需要消毒的情况。比如新买的餐具，在清洁后应用开水煮烫消毒；婴儿用的奶瓶等应用开水煮沸消毒；一些家用的毛巾、抹布等，使用一段时间后应用开水蒸、煮或微波消毒；新买来的衣服除了清洁外还可以消一消毒；家里有人发生了传染类疾病，需要对他使用的物品进行消毒；搬到新家，房间里需要消毒等。

但这些需要消毒的地方，大部分建议优先考虑使用物理消毒，如阳光暴晒消毒、开水高温蒸煮消毒、微波炉高温消毒、使用专门的消毒柜等，除非必要，不建议频繁使用消毒液。

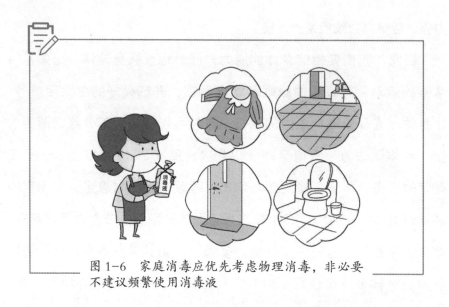

图 1-6　家庭消毒应优先考虑物理消毒，非必要
不建议频繁使用消毒液

### 18. 宠物通过哪些途径传播疾病？

宠物的毛一般比较长，容易藏污纳垢，是病菌的滋生地。加上宠物是某些人类疾病的天然宿主与传播者，这些因素均能导致宠物将病原体传给人类。其传播途径包括：

（1）作为传染源直接传播人畜共患病或作为宿主完成人畜共患疾病的传播。通过直接接触（如接触皮肤、黏膜、结膜、消化道和呼吸道）的传播方式传播人畜共患疾病，这些疾病包括狂犬病、炭疽病、出血热、钩端螺旋体病、猫抓病、弓形虫病等。

（2）宠物排泄物的污染所造成的人畜共患疾病。宠物身上的脱毛、脱皮屑及随地大小便污染了蔬菜、食物及饮用水，人误食后易感染患病，这类疾病包括过敏性皮炎、过敏性哮喘、鹦鹉热及肠道疾病等。

**19. 人畜共患疾病有哪些?**

人畜共患疾病分布广泛，可源于与人类密切接触的家畜、家禽和宠物，还可源于远离人类的野生动物。如狂犬病、流感、流行性乙型脑炎、病毒性肝炎、肾综合征出血热、口蹄疫、重症急性呼吸综合征（SARS）、鹦鹉热、猫抓病、鼠疫、布鲁氏菌病等。其中，寄生虫病主要有弓形虫病、隐孢子虫病、兔热病、囊虫病等。

 **20. 如何预防宠物传播疾病?**

（1）为了避免被宠物传染疾病，在购买时一定要选择健康的宠物。一般来说，健康宠物都精神正常，鼻头潮湿，出汗，身上没有虱子、跳蚤等体表寄生虫，皮肤干净，没有脓疱、湿疹等，也不易掉毛。因为宠物交易市场是动物病毒的"大宝库"，存在很多动物病毒，所以选好宠物后应该先把宠物带去医院做健康检查，然后再带回家。带回家后要先给宠物洗澡。不要出于怜悯和对动物的喜爱，而随便把路边的野鸽、蝙蝠、小蛇、蜈蚣等带回家，因为这样会把动物身上的不明病毒和病菌一起带回家，从而使自己和家人受害。要定期带宠物去医院做健康检查、注射防疫针等，并定期给宠物清洗消毒。

（2）制定科学的免疫程序，加强预防接种。为了预防传染病的发生，尽可能采取自繁自养方式，避免从外地传入传染病。对已养的宠物要按科学的免疫程序适时进行预防接种，这对控制犬疫病的流行起着重要的作用。

（3）定期驱虫。这是消灭寄生虫病、保证宠物健康的重要措施。驱虫可以分为体内驱虫和体外驱虫两种形式，具体怎么驱虫，宠物主人可以寻求兽医的建议。驱虫的时间一般是一个月一次，绝大多数病虫都可以被消灭，能有效保障宠物的健康。

（4）严格执行消毒制度。消毒是杀灭病原微生物的重要措施，应保持宠物住所的干净，宠物住得好不好，也是宠物生不生病的一个重要因素。宠物主人需要给宠物营建一个干净的生活环境，定期清洁宠物住所，对宠物用的玩具定期更换，经常性地对宠物住所杀毒灭菌。

（5）开展灭鼠、灭蚊蝇工作，从各方面防止疫病的传播（入）。很多种传染病及寄生虫病是通过鼠类、蚊、蝇和其他动物传播。

（6）避免宠物和流浪动物的接触。流浪动物没有接种疫苗也没驱虫，身上往往有很多细菌，宠物主人要避免自己的宠物和流浪动物一起玩，比如养狗的宠物主人就得管好自己的宠物狗，不要让它接触到外面的流浪狗，否则很容易就被传染上疾病。

（7）做好宠物的清洁工作。宠物主人需要经常给自己的宠物做清洁，比如给它洗澡，给它梳理毛发。宠物只有时刻保持干净卫生的状态，它自身的抵抗力才能比较强，才能抵御传染性疾病的影响。

**21. 孩子发热怎么办？什么时候能喂退烧药？**

宝宝发烧了，新手父母往往慌了手脚，其实宝宝发烧的原因，不外乎是受到病毒或病菌感染，例如感冒、流感等，这些感染案例在 1 岁以前很常见。其实，父母可以观察宝宝的活动力，如果没有合并其他病症，不需要过于紧张。如果小朋友出现精神萎靡、嗜睡等情况，需要及时就医。

孩子发烧什么时候吃退烧药，多久能退烧，这是家长比较关心的问题。一般腋温低于 38.5℃不需口服退烧药。腋温大于 38.5℃才需口服退烧药。小儿发热常用布洛芬或对乙酰氨基酚，孩子吃退烧药半个小时后才能起到退烧作用，因为孩子吃完退烧药后机体有吸收、代谢的过程，即药物在体内有循环、吸收，最后排泄的过程。这时要多喝水来促进孩子的能量释放，通过排汗来散热。另外，喝水可以加速血液循环、促进药物吸收。药物吸收在 1 小时左右出现明显的高峰，1.5 小时左右体温会有所下降，这是正常现象。但是有的孩子吃完药后体温下降不明显或者稍微有所下降，这时家长不要着急，因为吃退烧药有一定的时间间隔，一般间隔 4～6 小时才能再次服用退烧药。如果在此期间孩子反复发烧，不到 4 小时孩子又发烧也不要反复吃退烧药，可以采取物理降温的方法，比如给孩子贴退热贴帮助其降温。

**22. 吃抗生素能预防传染病吗？**

很多人喜欢通过吃抗生素来预防传染病，认为这样就可以避免患病。其实不然，大部分传染病都是由于病毒感染造成的，病毒感染性疾病在许多情况下是具有一定传染性的，尤其是呼吸道病毒的感染。而抗生素就是常见的消炎药，它的主要作用是杀死细菌，或者是抑制细菌的生长。常见的抗生素有两大类：一类是天然合成的，由细菌、真菌、放线菌等微生物经培养产生的；另一类是由人工合成或者是半合成的相同或类似的物质。

抗生素有些是通过抑制细菌的细胞壁生长来起到作用，比如常见的青霉素类、头孢类的抗生素。还有些是通过抑制细菌核糖体，不让它产生蛋白质，从而达到抑制细菌的目的，比如链霉素、阿米卡星这类药物。还有些是通过抑制细菌的 DNA 来起到杀菌作用，比如喹诺酮类药物，常见的有左氧氟沙星等。

要预防病毒感染，吃抗生素是无效的，反而可能会增加细菌的耐药性。所以预防病毒感染不要使用抗生素，预防病毒感染首先需要做到增强自身的抵抗力，可以适当地进行运动，适当地加强营养，另外还需要注意避免熬夜，避免过度劳累等相关的情况。应当做到避免与病毒感染性疾病患者进行密切的接触，另外还需要勤洗手，注意手卫生，这样也有助于预防病毒感染性疾病通过接触的方式进行传播。

**23. 戴多个口罩就能防住所有病毒吗?**

随着新冠肺炎疫情的暴发,大家都养成了戴口罩的习惯。在大街上有时甚至能看到戴多个口罩出门的人,有的人认为戴多个口罩能防住所有病毒,这种说法是错误的。戴口罩是为了预防呼吸道疾病的传播,其中呼吸道病毒传播的主要途径是通过飞沫或者气溶胶。飞沫颗粒要更大一些,而气溶胶的直径一般在0.1mm以下,呼出人体后能迅速蒸发,形成飞沫核,飞沫核直径只有几微米(μm),因此含有病毒的气溶胶能被一次性外科口罩挡在外面。我们常用的一次性外科口罩颜色深的一层为阻水层,颜色浅的一层为吸湿层,中间的是过滤层。因此,戴一个外科口罩,就能达到日常预防病毒传染的作用。戴多个口罩,不但不能增加效果,反而会让我们感觉呼吸不畅,尤其是会加重有呼吸系统疾病的人的不适感,甚至会导致呼吸系统疾病的发作。因此,我们只要戴一个一次性外科口罩就可以了。除此之外我们还要注意勤洗手,避免聚群,还要吃彻底煮熟的食物,以防止病毒从其他途径进入体内。

 **24. 酒精度数越高,杀菌效果越好吗?**

随着新冠肺炎疫情的暴发,越来越多的人开始重视居家消毒。有人会认为酒精浓度越高,消毒效果越好。其实酒精作为常用的消毒剂,在临床上主要有75%和95%两种浓度,酒精杀菌主要原理是让细菌蛋白脱水、凝固、变性,从而达到杀灭细菌的作用。

95％的酒精，由于酒精浓度过高，阻止了酒精因子渗入到细菌群体内，在进入细菌或病毒体内后会在其表面形成一层保护膜，从而不能将病毒有效灭活，因而它的杀菌效果反而较弱，只有70％～75％的酒精灭菌效果最理想，因为它可以使酒精因子潜入细胞内部，从而达到灭菌的作用，所以酒精浓度越高杀菌效果越好这句话是不对的。而低于70％的酒精，因浓度过低，在进入细菌和病毒体内后不能有效将细菌或病毒杀死。

酒精具有挥发性，且熔点较低，易引起火灾，因此在使用酒精消毒时应尽量选用擦拭方法，避免喷洒，并避开火源及易燃物品，在对电器进行消毒时需要做到关闭电源。

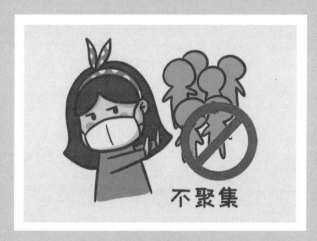

## 疾病篇

儿童传染性疾病百问百答

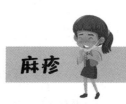

 **1. 孩子得了麻疹会有哪些症状?**

麻疹, 是由麻疹病毒引起的急性呼吸道传染病, 其主要的临床特征表现为发热、咳嗽、流涕、结膜充血、全身皮肤出现红色斑丘疹等, 患儿口腔颊黏膜多有特征性的麻疹黏膜斑。麻疹病毒经空气飞沫传播, 传染性极强, 在人口密集而未普种疫苗的地区易发生流行。全年皆可发病, 冬春季节为麻疹高发季节。麻疹患儿是唯一的传染源, 未患麻疹或未接种麻疹疫苗者都是易感者。麻疹多见于儿童, 尤其是 8 月～ 5 岁儿童。

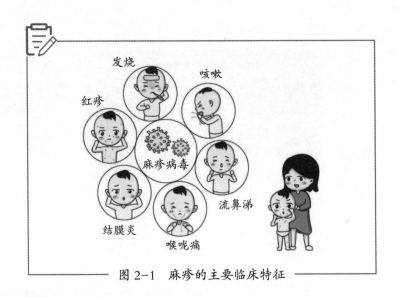

图 2-1　麻疹的主要临床特征

感染麻疹病毒后 6 ～ 18 天内，孩子没有任何症状，这个时期称为潜伏期。随后出现类似感冒样症状，如低热、轻微咳嗽、流鼻涕、打喷嚏、眼睛红，此症状一般持续 3 ～ 4 天，即为前驱期，也就是发疹前期，这个时期经常被误诊为感冒。出疹前 1 ～ 2 天，口腔颊黏膜上出现白色针尖样的斑点，斑点外周有红晕，这就是特征性麻疹黏膜斑——柯氏斑，可逐渐增多和融合，蔓延至患儿口唇内侧甚至整个口腔黏膜，一般持续 2 ～ 3 天后消失。

前驱期后患儿病情加重，出现高热，体温可高达 39 ℃～ 40 ℃，咳嗽厉害，精神差，并出疹，即进入出疹期。出疹期是麻疹最严重的时期，皮疹通常先从耳后、发际开始，很快波及面部、躯干，然后发展到四肢，最后到手掌和足底。发病时皮疹多为细小的红色小斑丘疹，直径 2 ～ 5 mm，压上去会褪色，类似痱子，一开始比较少，逐渐增多，可融合成片，但皮疹之间还可以看到正常皮肤。出疹 3 ～ 4 天后，在没有并发症发生的情况下，患儿食欲、精神等其他症状也随之好转，体温渐退。皮疹按出疹先后顺序消退，由红色慢慢变为棕褐色，会有色素沉着，表皮有糠麸样脱屑，一般 7～10 天后消退。整个过程 10～14 天可痊愈。

　需要注意的是，其他疾病也可出现发热、出皮疹的症状，家长们需要区分开来：

（1）风疹：风疹的整个发病过程比麻疹短，病情比麻疹轻。风疹发热 1～2 天开始出现皮疹，1 天出遍全身，持续 2～3 天消退，退疹后皮肤表面无色素沉着和脱屑，伴耳后、枕后淋巴结肿大并触痛。风疹的皮疹细小、均匀，而麻疹的皮疹较粗大、融合成片。

（2）幼儿急疹：常常是年龄较小的婴幼儿发病。一般高热 3～5 天，热退出疹。一般精神状态良好，但高热时可引发抽搐，伴耳后、脑后部淋巴结肿大，常常有轻微腹泻。

（3）猩红热：有发热、咽喉疼痛、扁桃体肿大症状，发热 1～2 天出皮疹，1 天出遍全身，出疹时仍然高热。皮疹表现为全身弥漫性潮红，呈密集针尖大小丘疹，类似于鸡皮疙瘩，抚摸上去有细沙样感觉。之后皮疹颜色变暗，逐渐消退，部分皮疹消退后有脱皮、脱屑现象。

## 2. 为什么患了麻疹还会出现肺炎？

肺炎为小儿麻疹最多见的并发症，约占麻疹患儿的 10%～15%。麻疹患儿其呼吸道上皮经麻疹病毒攻击后产生炎症反应并受到损伤，支气管树常被分泌物、脱落的巨噬细胞和上皮细胞阻塞，为继发细菌或病毒感染创造了有利条件，故肺炎的并发症最为多见。其病原体可以为麻疹病毒本身或其他病毒和细菌。由麻疹病毒引起的间质性肺炎常在出疹及体温下降后消退。其中，支气管肺炎更常见，为细菌继发感染所致，常见致病菌有肺炎链球菌、链球菌、金黄色葡萄球菌和流感嗜血杆菌等。

尤其在冬春季节，1～5岁的小儿患麻疹时，并发症多见且易合并肺炎。因婴幼儿免疫功能尚未发育成熟、呼吸道屏障功能差，在麻疹病毒的攻击下可直接引发肺炎，同时其免疫功能暂时性低下，为继发细菌感染创造了机会。除此之外，营养不良、近期有呼吸道感染、佝偻病、先天性心脏病史的小儿患麻疹后，更容易并发肺炎。

## 3. 宝宝感染了麻疹怎么办？如何护理，怎样预防？

麻疹是一种急性呼吸道传染病，传染性强，其主要的临床特征表现为发热、咳嗽、流涕、结膜充血、麻疹黏膜斑及全身红色斑丘疹。宝宝感染了麻疹，家长一定要尽快带宝宝去医院感染性疾病科就诊，同时注意戴上口罩进行防护，根据医生的医嘱住院或居家隔离治疗，防止将病毒传染给家人或者其他的小朋友。

同时做好居家护理尤为重要，因为良好的护理有助于康复，减少并发症，那么宝宝得了麻疹，该如何护理呢？

（1）卧床休息：麻疹患儿应卧床休息直至皮疹消退。保持室内温湿度适宜，室温应保持在 18℃～22℃，湿度 50％～60％，不要忽冷忽热，以免着凉，使病情加重。患儿会有畏光、流泪等症状，所以房间应光线柔和，窗前应挂有色窗帘，白炽灯泡应罩灯罩，避免强光刺激眼睛，保证让患儿充分卧床休息，尽量减少体能消耗。

（2）隔离：禁止患儿与其他儿童接触。家庭成员接触患儿后，需在户外停留 20 分钟方可再接触其他儿童。出疹后 5 天即无传染性，不必再行隔离，如并发肺炎，应延长隔离期至出疹后第 10 天。

（3）高热的护理：密切监测患儿体温，麻疹前驱期，尤其是出疹期，患儿腋温 < 39℃，如无惊厥，不建议服退热药，可以采取物理降温的方法，松开衣物，用温水擦洗、贴退热贴等，物理降温 30 分钟后复测体温。如患儿腋温 ≥ 39℃可用小量退热药（如布洛芬或对乙酰氨基酚），60 分钟后复测体温。禁大剂量用退热剂、冷敷及乙醇擦浴，避免患儿体温骤降引起末梢循环障碍而使皮疹突然隐退。患儿衣被要适宜，勿捂汗。

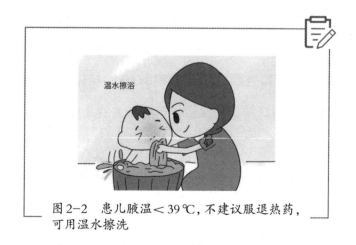

图 2-2　患儿腋温 < 39℃，不建议服退热药，可用温水擦洗

（4）皮肤护理：保持床铺被褥的干燥、整洁，内衣应柔软舒适，减少摩擦，勤换洗；忌紧衣厚被"捂汗出疹"，出汗后应及时擦干并换洗患儿衣被，保持皮肤清洁。出疹期和退疹后期常有皮肤瘙痒，应将患者指甲剪短，以防其因搔痒而抓破皮肤，引起感染，必要时可予以炉甘石洗剂外涂或外敷。退疹后皮肤干燥者可涂润肤霜，忌用激素类药物。患病婴幼儿常会出现腹泻，由于患儿年龄小、皮肤细嫩，要注意臀部皮肤清洁，勤换尿布，观察记录大便的次数、性质及量，每次大便后及时用清水清洗肛周，用柔软毛巾或纸巾擦干，预防红臀的发生。

（5）五官护理

①眼睛护理：患儿易因结膜充血，炎性分泌物多而形成眼痂，甚至封眼。每日可用温水、生理盐水清洗患儿双眼2～3次，再滴入抗病毒或抗生素眼液或眼膏，可加服维生素A预防眼干燥症。并保持室内光线柔和，避免强光刺激眼睛。

②鼻腔清洁：麻疹因发热时间长，鼻腔黏膜易干裂出血，分泌物结痂、堵塞，影响呼吸，每日需清洁患儿鼻腔，保持鼻腔通畅。

③口腔护理：麻疹患者进食少，加之高热，口腔内有大量细菌繁殖，容易引起口腔溃疡及口腔感染，可以使用0.9%氯化钠溶液进行口腔护理，每日2次，预防口腔炎的发生。年龄较大的儿童，每日刷牙两次，饭后温水漱口。

（6）饮食护理：发热期间应给予患儿营养丰富、清淡易消化的流质食物，如牛奶、豆浆等；鼓励少量多餐进食，多喂开水、热汤，补充足量的水分，以利于排毒、退热、透疹；忌食狗肉、羊肉、人参、桂圆、荔枝等食品。恢复期还应添加高蛋白、高维生素食物。

（7）心理护理：部分家长对麻疹认识不足，认为麻疹不需要治疗，只需待在家中，待麻疹消退自然会好。部分家长过于紧张，焦虑于患儿发热持续不退及疹退后色素沉着是否会遗留疤痕等。这两种认识明显脱离实际，不利于患儿的治疗，对此，医护人员应针对性地向家长介绍疾病的特点、并发症及预后，减轻其轻视或恐惧的心理。同时告知家长，对于年龄较大的儿童，家长要多鼓励、多表扬患儿，满足其被重视的心理需求，使其树立战胜疾病的信心并积极配合治疗。

（8）病情观察：麻疹并发症多且重，要密切观察患儿症状，及时发现。患儿一旦出现高热不退、呼吸增快、呼吸困难、口唇发乌、精神萎靡、手足冰凉等症状，应立即送医院救治。

那么我们该如何预防孩子得麻疹呢？首先，接种麻疹疫苗是预防麻疹最有效的办法，此外，还要配以其他措施进行综合预防，如：①管理传染源，即远离麻疹患儿，对麻疹患儿应做到早发现、早报告、早隔离、早治疗；②切断传播途径，流行期间，尽量少带孩子去人多的公共场所，如医院、超市、公共娱乐场所；③未患过麻疹且未接种麻疹疫苗的儿童，在接触麻疹患儿后5天内，立即予注射丙种球蛋白，可预防发病或减轻症状；④对接触麻疹患儿的易感儿应隔离观察3周，并给予被动免疫；⑤注意营养均衡，适度锻炼，提高抗病能力。

## 4. 宝宝感染了麻疹，为什么不能擅自给小儿口服退热药？

麻疹的发热和发疹是一个必然的病理过程，在一定程度上发热是反映了人体的自卫能力，有利于皮疹的发出，发热时不能擅自给小儿服用退烧药，因为酒精擦浴、放置冰袋、冷盐水灌肠、常规剂量药物降温等降温措施，虽然降温迅速，但是，降温幅度不易控制在理想范围，反而会因体温的骤降引起末梢循环障碍导致皮疹突然隐退，影响疾病的预后。

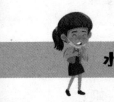

## 水痘

## 1. 什么是水痘？成年人也会得水痘吗？

水痘是因水痘－带状疱疹病毒感染而引起的传染性极强的呼吸道疾病。以皮肤和黏膜同时存在各类皮疹为特征，首先见于躯干和头部，后波及面部及四肢，由红色斑疹变为丘疹，再发展为疱疹，疱疹处常伴瘙痒，周围有红晕，呈向心性分布。冬春两季多发，但全年均可发病。人群对水痘普遍易感，需要更好地预防与控制感染，成人水痘发病与患者体内无特异性抗体或抗体水平降至过低不足以中和对抗水痘－带状疱疹病毒或全身基础免疫功能低下有关。

体育锻炼缺乏，特异抗体缺乏或水平降低，免疫应答异常，工作或生活压力大、过度劳累、睡眠不足，精神紧张或情绪低落导致免疫力下降，集体生活，起居节律紊乱等因素是成人容易感染水痘的因素。

成人水痘前驱症状较重，起病急，临床症状明显，当潜伏期结束后，发热、皮疹等临床症状迅速产生，病情进展迅速。常见 39 ℃以上高热，有明显毒血症状表现，还会出现乏力、食欲不振、恶心、呕吐、头晕、头痛、严重者可伴有全身肌肉、关节疼痛，腹痛、腹泻等。常见并发症有水痘性肺炎，伴肝功能损伤，血小板降低。

## 2. 水痘期间出现哪些情况需要去医院就诊？

水痘起病急，未接种疫苗以及免疫功能较低者为水痘主要发病人群，但小儿患病一般症状较轻。发病起初的症状像感冒一样，如流鼻涕、打喷嚏、咳嗽、头痛、食欲减退、全身不适等，伴随着发烧并在其后的一两天内出现皮疹。也有许多孩子并不发烧，骤然出现皮疹。

水痘本身并不可怕。但患儿若不及时治疗，容易引起各种并发症，严重的并发症甚至会导致患儿夭折，因此，有以下症状者请及时去医院就诊：

（1）在水痘发疹后的第 2～3 天，一些体弱或有免疫缺陷的孩子常会并发病毒性肺炎。症状与细菌性肺炎大体相似，可出现咳嗽、胸痛、高热、呼吸困难等症状。

（2）病毒性脑炎是由水痘－带状疱疹病毒直接侵犯脑组织所引起的，常在出疹高峰期发病，主要症状是头痛、发热、呕吐、失语、昏迷等。虽然只有极少数的孩子患水痘后并发脑炎，但死亡率较高，应特别警惕。

（3）水痘－带状疱疹病毒侵犯血液系统后，易引起血液成分和机能改变，导致凝血机能下降。最明显的症状就是水痘的水疱疹变成血疱疹，本来是水珠样的疱疹，变成像石榴籽样的疱疹。除了水痘出血外，还可见鼻腔、胃肠道出血，甚至出现血尿，严重者可导致死亡。

（4）皮肤疱疹破损后，细菌直接侵入疮面引起化脓性炎症，可导致淋巴结炎、蜂窝组织炎；细菌进入血液，可以导致败血症；化脓的疱疹愈合后，可留下类似天花瘢痕样的麻点。

## 3. 孩子出水痘怎么护理？水痘好了会留疤吗？什么时候可以正常出门活动？

水痘是自限性疾病，在没有继发感染的情况下，一般不会留疤，但如果患病同时又被细菌感染形成脓肿，脓肿较严重者则可能留下疤痕，所以在出水痘期间应尽量避免挠皮肤，导致水痘破裂，可以用炉甘石洗剂等缓解瘙痒。水痘是传染性极强的疾病，主要通过呼吸道和接触传播，因此确诊后要注意在家隔离，隔离期为从水痘出现开始，直至皮疹结痂脱落，期间避免外出，也应尽量限制来探访的亲友，尤其是孕妇和未出过水痘的儿童。

患儿如果感染水痘，家长应注意以下几点：

（1）隔离：由于水痘传染性强，故有必要早期隔离患儿，其中上学或入托幼儿一般可在家中隔离，家中如有其他未患过水痘的小孩，应另择住处或不与患者同住一房间，直至皮疹全部干燥结痂脱落，持续时间大约两周。

（2）避免用手抓破痘疹：水痘疱疹一般不会自破，不必涂药，如有破溃，可涂氧化锌。如有继发感染，可给予抗生素治疗。由于水痘常伴瘙痒，注意避免让小儿用手去挠，导致疱疹被挠破化脓感染，有可能留下疤痕，为了防止这一情况，可把孩子指甲剪短并保持手部清洁，也可给患儿戴上手套。

（3）退热：患儿如有发热应卧床休息，多喝水。如有高热，可服退热剂，但应避免使用阿司匹林类药物退热，以免发生严重的瑞氏综合征，最好以枕冰枕、敷湿毛巾、多喝水等物理方法退热。

（4）观察病情：对于健康状况较差的患儿，要注意观察其病情，个别患儿可能会合并肺炎、脑炎。如发现患儿精神差、高热不退、嗜睡、皮肤红肿、咳喘、呕吐、头痛、烦躁不安、惊厥等要及时就医。

（5）消毒与清洁：对被患儿飞沫或皮疹污染的空气、被褥、衣服和用具进行彻底消毒。如患儿的鼻涕、脱落的痂皮要用卫生纸包上用火烧掉，餐具要煮沸5～10分钟，玩具、家具、地面可用肥皂水或甲酚皂溶液擦洗消毒，被褥、衣服及其他不能擦洗煮沸的东西，可在阳光下暴晒4～6小时，室内要通风，保持空气新鲜。要经常更换患儿的内衣、床单，保持皮肤清洁，经常给患儿洗手、剪指甲，避免挠破水痘痂皮引起感染。

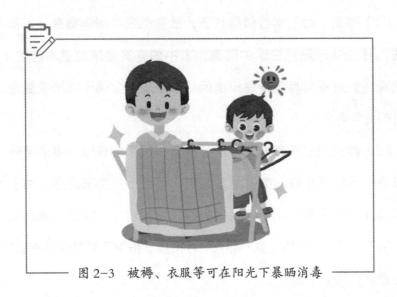

图 2-3　被褥、衣服等可在阳光下暴晒消毒

## 4. 长水痘可以洗澡吗？怎样做好皮肤护理？宝宝出水痘皮肤瘙痒如何缓解？

一般在水痘的急性发作期不建议洗澡，尤其是疱疹密集的时候，注意保持皮肤清洁干燥即可。因为水痘疱疹的泡壁相对较薄，洗澡的时候容易导致疱疹破裂，疱液流出，引起病毒的传播，同时，洗澡时可能会诱发破损处皮肤发生细菌感染，加重症状。另外，水痘期间患儿的免疫力相对较低，洗澡时容易受凉感冒。如果水痘疱疹不密集、不明显，或者病情恢复，已经处于疱疹结痂期，可以适当用温水淋浴，但是避免使用肥皂及沐浴露刺激皮肤。

水痘的皮肤护理：水痘引起的皮肤疱疹，疱壁薄，疱内液体多，身体的压迫、摩擦都易使疱疹破溃。水痘疱疹破溃融合是细菌良好的培养基，因此需注意观察皮肤有无破溃或继发感染，保持皮肤清洁干燥，避免摩擦皮肤。全身性疱疹比较严重甚至破损时，也可以用金银花之类的中草药煮水洗澡，起到消炎抗菌的辅助作用。

水痘疱疹在没有用手去抓的时候一般不会自破，但小儿常因皮疹的瘙痒而忍不住用手去挠，因此，对水痘患儿的家庭护理重点是止痒，以预防水痘被挠破而发生感染，并留下疤痕。为了防止这一情况的发生，家长要注意把孩子的指甲剪短，同时注意保持患儿皮肤的清洁、干燥，避免出汗过多而使皮疹发痒，在给患儿皮肤清洁后可在长水痘的地方涂抹一些炉甘石洗剂缓解瘙痒。但需要注意的是，切忌使用氟轻松类药物给孩子涂抹，因为这些药膏里含有糖皮质激素，涂抹后反而会激活水痘病毒，造成血管内皮细胞广泛损伤，致使疾病恶化，严重的甚至危及生命。

### 5. 学龄儿童感染了水痘多久能上学?

水痘在出疹前 48 小时至疱疹完全结痂均具有传染性，也就是说得了水痘的患者，一直要到所有的水疱都结痂了以后才没有传染性，水疱结痂说明水痘已经愈合，这个时候是可以出门的，但是如果患者只是部分结痂，身上还有部分的皮疹和水疱没有结痂，这就表示还没有痊愈，还是有传染性的，那么就需要继续隔离治疗。可以出门时家长们也要注意防止孩子皮肤被硬物划破，因为水痘结痂之后，痂皮还没有完全脱落，很容易被硬物刮伤，早期被撕掉会容易继发细菌感染，从而加重炎症，甚至出现疤痕。所以出门时要注意保护皮肤损伤的结痂的部位。因学龄儿童大部分颜面部有水痘，影响容颜，同时伴有全身瘙痒的症状，会产生急躁情绪，应及时给予患儿心理疏导，多与其沟通，消除其恐惧心理，告知其水痘皮疹一般不会留下疤痕，是完全可以治好的常见病，帮助患儿树立战胜疾病的信心。

## 6. 水痘患儿饮食上需要注意什么？

水痘是发疹性的热病，因此要注意清淡饮食，多吃新鲜的蔬菜及水果，忌食以下食物：

（1）忌食发物：食用发物后会使水痘增多、增大，从而延长病程，因此疾病初期禁食发物，如香菜、酒酿、鲫鱼、生姜、大葱、羊肉、公鸡肉、海虾、鳗鱼等。

（2）忌食辛辣：辛辣食物可助火生痰，使热病更为严重，如辣椒、芥末、咖喱、大蒜、韭菜、茴香、桂皮、胡椒等。

（3）忌食油腻：水痘患儿常因发热而出现食欲减退、消化不良等情况，吃油腻的食物会增加胃肠道的负担，因此应避免食用，如油炸的麻球、巧果、麻花、炸猪排、炸牛排、炸鸡等。

（4）忌食热性食物：如狗肉、鹿肉、雀肉、蚕豆、蒜苗、韭菜、龙眼肉、荔枝、大枣、粟米等。

**7. 冬春季如何预防水痘?**

水痘患者需隔离至全部皮疹结痂且出疹后 7 天，其污染物、用具可用煮沸或暴晒法消毒。接触水痘的易感者应留检 3 周，除此之外，水痘预防可注意以下几点：

（1）控制传染源：预防水痘的方法主要是隔离传染源，一旦发现水痘患儿，应注意隔离，以防传染给其他小儿。同时，加强对托幼机构、学校等重点地区监测和监管，一旦发现学校有患者，应立即隔离，教室应开窗通风，密切注意观察患者和周围同学的身体状况。

（2）切断传播途径：幼儿园或学校在发现水痘患儿后应立即隔离治疗，将患者安置在空气流通、环境整洁、温度适宜的病房内。水痘患儿只有当痂盖脱落后才可再入托。

（3）保护易感人群：平时应加强小儿身体素质的锻炼，并注意给孩子增加营养，多晒太阳，以提高机体的抗病能力，减少患病机会。

（4）接种疫苗：是目前最有效、最经济的预防措施，虽然接种疫苗后并不能百分之百杜绝感染水痘，但是根据世界卫生组织的建议，接种过 2 次水痘疫苗后，保护效果能达到 95% 以上。

## 8. "蛇缠腰"到底是什么病?

"蛇缠腰"是带状疱疹的俗称,秋季高发,以往多见于中老年人,近年来年轻化趋势明显,二三十岁的年轻人也成了"受害者",少部分儿童也有发病。这是一种常见的由水痘－带状疱疹病毒引起的炎症性皮肤病,中医称"蛇串疮",皮损特点为数个簇集性水泡群,排列成带状,沿周围神经分布,可发生于皮肤任何部位且多呈单侧性,伴随明显神经痛。腰部沿神经纤维分布的皮疹以成群的水泡、红斑,其外观像一条"蛇"或"龙"缠裹在腰部,故民间便有了"蛇缠腰""缠腰龙"等俗称。该疾病具有突发性、传染性,痊愈后一般可获得较长时间免疫。

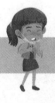

## 流行性腮腺炎

## 1. 什么是流行性腮腺炎? 为什么有的孩子还会出现头疼、呕吐、上腹痛?

流行性腮腺炎,是由流行性腮腺炎病毒引起的小儿常见的病毒性传染病,主要症状有发热、双侧或单侧耳垂下肿痛,少部分首发表现为颌下包块疼痛,冬、春季为流行高峰,其他季节也有散发病例。2 岁以下儿童因有来自母体的抗体而较少发病，本病主要见于年长儿。预后良好，病后有持久免疫力。

流行性腮腺炎本身并不严重，但是并发症较多，常见的有脑炎、睾丸炎、胰腺炎等。如并发了脑炎，孩子就会出现发热、头疼头晕、呕吐、嗜睡等表现，少数病例可有昏迷、抽搐症状。并发胰腺炎，一般多见于年长儿，大多数发生于腮腺肿胀后 3～5 日至一周。主要表现为体温突然升高，伴有频繁的呕吐、上腹部剧烈的疼痛、腹泻、腹胀或便秘。流行性腮腺炎患儿如有以上症状应及时就医。

## 2. 感染了流行性腮腺炎，需要住院吗？什么情况需要输液？要用抗生素治疗吗？

一般来说流行性腮腺炎如果是轻症，没有明显并发症的时候，可以不用住院及输液治疗，在家休息隔离即可。如果有明显并发症，就需要考虑住院并进行输液，给予对症治疗。如头痛和腮腺痛时给予镇痛药；发热温度较高、食欲差时给予静脉补液，以减轻症状；还可以给予抗病毒药物静脉输注。

流行性腮腺炎是一种病毒感染性疾病，治疗上包括一般治疗、对症治疗、抗病毒治疗，以及针对并发症的处理，所以流行性腮腺炎一般是不需要使用抗生素治疗的，因为是病毒感染，使用抗生素不但没有治疗效果，反而可能导致继发性的感染，致使体内的菌群失调。但如果流行性腮腺炎合并了细菌感染，那就需要考虑使用抗生素了。一部分的流行性腮腺炎病例可能会出现继发性的感染，比如合并肺部感染、肠道感染或者是其他部位的感染，相应的检查结果提示为细菌感染，并且有明确的证据时，则可以使用敏感的抗生素进行抗感染治疗，此时的治疗，并不是针对流行性腮腺炎的治疗，而是针对继发性细菌感染的治疗。

所以在流行性腮腺炎治疗的过程当中，应该按照医生的嘱托给予正确的治疗，而不是自行使用一些抗生素进行治疗，不仅没有特殊的治疗效果，反而可能会带来一些不良反应，属于不合理应用抗生素的范围。

### 3. 怎样预防流行性腮腺炎？

（1）隔离患者。应早期隔离患者直至腮腺肿胀完全消退为止，并告诉孩子不要与患病者密切接触。

（2）如发现异常症状，及早治疗。一旦发现孩子有患疑似流行性腮腺炎的情况，如发热或出现上呼吸道症状时，应及时到医院就诊，有利于早期诊治。

（3）接种麻疹、风疹、腮腺炎减毒活三联疫苗。加强卫生知识宣传，教育孩子养成良好的个人卫生习惯，多参加锻炼，增强体质。但腮腺炎减毒活疫苗不能用于孕妇、先天或获得性免疫低下者以及对疫苗所含任何成分过敏者。

（4）室内要注意通风，保持空气流通，家里可定期消毒。流行期间不要参加大型集体活动。

（5）药物预防，采用板蓝根30g或金银花9g煎服，每日1剂，连续6天。

---

 **4. 感染了流行性腮腺炎为什么需要卧床休息？需要休息多久？要隔离到什么时候呢？**

孩子患了流行性腮腺炎后，会出现发热、头痛、精神和体力差的情况，充分地卧床休息有助于康复。一些病症较轻的孩子，也要注意进行护理，不要让其自由活动，以免加重病情。流行性腮腺炎患儿需要卧床休息直到病情稳定、逐步恢复，一般病程持续10～14天。

流行性腮腺炎应隔离至腮腺肿胀完全消退，且发病后至少隔离9天。腮腺肿胀大多于3～5天到达高峰，7～10天逐渐消退进而恢复正常。

---

**5. 小时候感染了流行性腮腺炎，成年以后会影响生育吗？**

流行性腮腺炎在儿童中比较常见，有传染性，表现为发热、腮腺肿胀及疼痛，也就是一侧或双侧面颊部疼痛厉害，一般整个病程约7～10天后痊愈。流行性腮腺炎大多治疗效果好，少数患儿病情加重可出现并发症，如男孩可并发睾丸炎，表现为发热、小肚子痛、睾丸肿胀疼痛，即使这种情况，多数也不影响生育，但少数双侧睾丸受累严重者可导致成人后不育。少数女性患儿可并发卵巢炎，但症状较轻，一般不影响生育。即使是出现了睾丸炎或卵巢炎等并发症，通过及时有效的治疗，也不会留下不良的后果。所以，一旦发现腮腺炎，应该趁早治疗，最好在刚开始感染腮腺炎病毒的时候进行规范合理、足疗程的抗病毒治疗，尽量让症状减轻，降低以后发生不孕不育的风险。

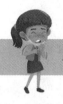

## 手足口病

### 1. 什么是手足口病？手足口病隔离期是多久？要怎么计算？

手足口病是由肠道病毒引起的急性传染病，主要以柯萨奇病毒 A16型（简称 CVA 16）和 EV71 感染最为常见。多发生于学龄前儿童，尤以 3 岁以下年龄儿童发病率最高。临床表现以发热和手、足、口腔、肛门周围等部位出现小疱疹或小溃疡为主要特征，疹子不痒，也不会留疤。出疹子的同时，宝宝可能还会出现类似感冒（上呼吸道感染）的症状，比如咳嗽、流鼻涕、打喷嚏等。多数患儿一周左右自愈，少数患儿可引起心肌炎、肺水肿等并发症，严重者可导致死亡。目前还没有针对肠道病毒治疗手足口病的药物，临床治疗主要是对症治疗。为预防疾病，建议 6 月龄～ 5 岁儿童接种 EV71 疫苗，鼓励在 1 岁前完成接种。

手足口病一般隔离 2 周，从出现手足口病症状开始计算。手足口

病的患者多数在 1 周左右即可
自愈，而这一周内手足口病的
相关症状最为明显，因此传染
性也是最强的。患者的疱疹可
以分泌出疱疹液，这些疱疹液
里面就含有大量的病毒，可以
通过直接接触进行传播；呼吸
道中也含有病毒，也可通过呼
吸道飞沫进行传播。过了一个
星期之后，手足口病的症状基

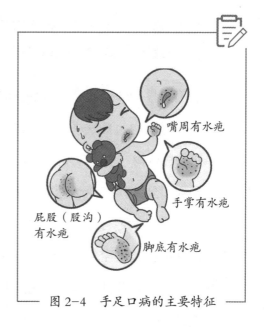

嘴周有水疱

手掌有水疱

屁股（股沟）
有水疱

脚底有水疱

图 2-4　手足口病的主要特征

本消失，传染性就会大大下降。到了两个星期之后，传染性就非常小了。
但这并不是说两个星期之后就完全没有传染性，从手足口病患者两个
星期之后的粪便中，仍然能够检测出相关的病毒，但在临床上一般认
为这种情况造成传染的可能性并不大，因此目前来说手足口病只需要
隔离两个星期就可以解除隔离。患病期间（隔离期内）的孩子要避免
与其他易感人群接触，也不能上幼儿园，但可以带宝宝到没有小朋友
的地方进行户外活动，既能满足宝宝玩耍的需求，又能避免把病毒传
染给别的小孩。有的家长没注意这方面，带着患病的小孩在小区公共
游乐设施玩耍，造成小区内手足口病的流行，这是不可取的。

**2. 疱疹性咽峡炎和手足口病有什么区别？疱疹性咽峡炎会发展成手足口病吗？**

小儿疱疹性咽峡炎和手足口病两者的流行病学特征有很大的相似之处：发病时间均为夏秋季，发病人群为 5 岁及以下儿童，地区均主要集中在幼托机构、学校等人员密集的地方。此外，两者的病原学研究也有交叉的部分，其主要致病源都离不开 EV71 和 CVA16，但 CVA6、CVA10 等不同的病原分型也会出现，所以相应的临床表现会有所差异，主要表现在疱疹的发生部位：小儿疱疹性咽峡炎的疱疹只出现于咽喉部，而手足口病患儿则表现于口腔、手、脚或臀部。此外，疱疹性咽峡炎和手足口病的区别如下：

（1）手足口病和疱疹性咽峡炎都是由肠道病毒引起，手足口病主要是柯萨奇病毒和 EV71 感染。疱疹性咽峡炎主要由柯萨奇病毒感染，少数由 EV71 感染引起。

（2）两者均有较强的传染性，传播途径没有太大的差别，一般通过打喷嚏喷出的呼吸道液体实现人与人之间的传播，另外，粪口传播也是重要的传播途径，孩子的手接触到被感染的大便，手再接触到嘴巴，则会导致病毒传播。这些疾病常发生在儿童密集处，因为儿童间接触"分享"细菌的频率高，尤其是在换尿布或者上厕所后未及时洗手的情况下。

（3）手足口病除口腔疱疹、溃疡外，手、足、臀部也可出现皮疹。疱疹性咽峡炎只有口腔疱疹，部分经过 2～3 天后发现手足、臀部皮疹的，即手足口病。这时的疱疹性咽峡炎是手足口病的一种特殊表现。

（4）两者大多数病例均在 1 周左右痊愈。因为肠道病毒中 EV71 感染相对来说病情较重，所以手足口病有少数出现重症的病例，可能并发心肌炎、脑炎、无菌性脑膜炎、呼吸道感染、急性弛缓性麻痹等并发症，个别患儿的病情进展迅速，甚至危及生命。疱疹性咽峡炎只有少数由 EV71 感染所致，故重症疱疹性咽峡炎病例较重症手足口病更少见，当然，疱疹性咽峡炎需要警惕热性惊厥的发生。

（5）两者可相互转化，尤其是重症病例要密切观察。疱疹性咽峡炎与手足口病存在相互转化的可能，有学者发现重症患者手、足部皮疹出疹率逐年下降，而口腔疱疹出疹率呈明显增高趋势。部分疱疹性咽峡炎病例发热的比率要显著高于手足口病，且平均发热温度较高，说明这些患者神经系统受累程度较重，病情可能进一步恶化。研究发现相较于单纯疱疹性咽峡炎患儿，进展为手足口病的疱疹性咽峡炎患儿发热热程更长，热度更高，心率、血压、呼吸变化更明显，且症状严重程度与手足口病病情严重程度呈正相关。此外，疱疹性咽峡炎患儿如出现食欲欠佳、腹泻、呕吐、肢体抖动、嗜睡等症状，不但容易发展为手足口病，同时其病情一般较重，多在短期内发展为危重症手足口病。

**3. 孩子感染了手足口病应该怎么护理?**

（1）消毒隔离：一经确诊为手足口病，患儿所居住的环境应进行全面消毒，以彻底清除病毒。患儿用的玩具、餐具及其他物品应彻底进行高压、煮沸、消毒液浸泡等消毒处理；对不宜蒸煮、高压或浸泡消毒的玩具及其他物品应进行暴晒。房间经常开窗通风,保持空气流通,温湿度适宜。同时应将患儿隔离以免传染其他小儿，隔离时间一般为两周，待患儿皮疹消退、体温恢复正常、水疱结痂后方能允许患儿与其他小儿接触、玩耍。

（2）心理护理指导：手足口病、皮疹、口腔溃疡等不仅给患儿带来了瘙痒、疼痛，还直接影响患儿形象及社交，如不能继续上幼儿园，不能与其他小朋友接触、玩耍等，患儿难免会有失落、烦躁、忧虑、发脾气等表现，家长应多给予患儿鼓励、表扬，通过发现患儿兴趣爱好、转移患儿注意力等心理护理方法帮助患儿顺利度过隔离期并尽快康复。

（3）饮食护理指导：患儿因发热、疼痛等导致食欲下降、消化功能减弱，应给予易消化、营养丰富的蛋白质、维生素等流质或半流质饮食，适量进食水果，保持大便通畅，严禁食用辛辣等刺激性食物，少量多餐，多喝温开水。

（4）口腔护理指导：保持口腔清洁，饭前、饭后用温水或生理盐水漱口，不能漱口的患儿可用棉棒蘸生理盐水轻轻地擦拭清洁口腔。对于口腔糜烂部位可用康复新液含漱，维生素 B 粉剂或鱼肝油涂抹，促使糜烂早日愈合。

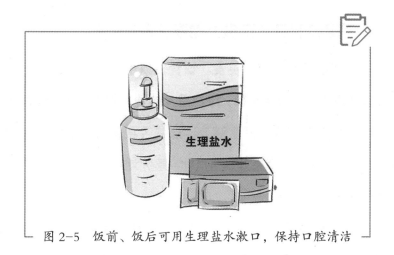

图 2-5　饭前、饭后可用生理盐水漱口，保持口腔清洁

（5）发热护理指导：一般患儿为低热或中度热，无须药物降温，可给予温水擦浴，鼓励多喝水，体温超过 38.5℃者，可行物理降温或服用泰诺林等退热药，防止发生高热惊厥，注意避免着凉，及时换下潮湿的内衣。患儿因发热，精神和体力都很差，应指导其卧床休息，以减少体力消耗，观察降温效果，同时注意营养及液体补充。

（6）皮疹护理：有的患儿出现皮肤斑丘疹或疱疹样损害，注意保持床单整洁、干燥，及时更换湿衣物、尿布；婴幼儿可包裹手部，避免抓破皮肤；加强臀部皮肤护理，每次便后用温水清洗臀部，防止皮肤感染。

（7）病情观察指导：应注意观察患儿的病情变化，做好病情记录，包括体温、皮疹情况、患儿的身体状况等。尤其是 3 岁以下的幼儿，如果出现发烧不退、精神差、活力减退、手脚无力、持续呕吐、嗜睡、易怒、呼吸困难、口唇紫绀、面色苍白、四肢发凉等情况时，要迅速就医，避免发生严重并发症，以至延误治疗。

## 4. 手足口病患儿饮食上需要注意什么？

（1）病初：患儿嘴疼、畏食。饮食要以牛奶、豆浆、米汤、蛋花汤等流质食物为主，少食多餐，维持基本的营养需要。多饮温开水。进食前后可用生理盐水或温开水漱口，以减轻食物对口腔的刺激。饮食宜清淡，宜服用梨汁、苹果汁、西瓜汁、荸荠汁等，不宜食用辛辣食物，不宜食用发物。

（2）热退后：嘴疼减轻。饮食以泥糊状食物为主，如牛奶香蕉糊。牛奶提供优质蛋白质；香蕉易制成糊状，富含碳水化合物、胡萝卜素和果胶，能提供热能、维生素，且润肠通便。

（3）恢复期：饮食要少量多餐，注重营养，如鸡蛋羹中加入少量菜末、碎豆腐、碎蘑菇等。约10天后可逐步恢复正常饮食。

## 5. 怎样辨别惊跳和惊厥？发生了惊跳和惊厥怎么处理？

手足口病合并脑膜炎的独立危险因素有6项，包括：年龄＜3岁、发热超过3天且热峰逐渐升高、精神软弱、呕吐、肢体抖动、惊跳。其中，惊跳为脑干功能受损害的早期临床表现，具体表现为突然出现短暂的电击样四肢抽动，常在睡眠时发生，惊跳是早期识别重症手足口病的重要临床特征。家长在照顾患儿期间应密切观察患儿身体情况，如有以上症状应立即告知医生。

惊厥是最常见的一类不随意运动，通常表现为局部或全身骨骼肌群突然出现不自主收缩，且常伴意识障碍，热性惊厥是儿童时期最常见的惊厥原因，手足口病合并热性惊厥患儿，多于高热和超高热时发生惊厥，发热 12 小时内更易发生，惊厥均表现为全面性发作，惊厥时间多数短于 5 分钟，在发热初期按需合理使用退热药物可有效防止热性惊厥的发生，一旦发生热性惊厥，家属不必过分紧张，多数患者惊厥可于短时间内缓解，避免全面性发作所致摔伤和气道阻塞等情况。热性惊厥患儿除有发热和惊厥症状外，一般状态良好；少数手足口病患儿可以合并两次惊厥发作，应注意与手足口病合并病毒性脑炎相鉴别，其早期可伴有易激惹、高热持续不退、肢体抖动和震颤等情况。

惊厥出现时立即解开患儿衣服，把头偏向一侧，防止呕吐物吸入导致窒息，及时处理口腔分泌物，保持呼吸道畅通，防止咬伤可用牙垫，不可强行插入物品。保持安静，拉起床栏，加强看护，防止坠床事件的发生，必要时可实施保护性约束。2～3 分钟仍不能缓解须及时送医院处理。对年龄 1～3 岁、有热性惊厥病史、有家族热性惊厥史、发热 12 小时内、体温为高热和超高热的手足口病患儿，及时合理给予退热治疗非常重要，可有效避免惊厥的发生。

## 6. 如何在早期辨别手足口病？

每年 5～9 月份，是手足口病发病高峰期。手足口病的症状是发烧、长皮疹，可是发烧有很多种原因，孩子身上长的疹子也各不相同，想早期辨别手足口病，可以靠"一摸二看"。"一摸"就是家长要经常摸摸孩子的额头和身体，查看是否有发热。"二看"就是看孩子的口腔与肢体皮肤，如果是手足口病患儿，发热1～2天后会出疱疹。口腔疱疹多分布在咽喉、扁桃体等处，很快会变成小溃疡。同时，手掌、脚掌和臀部也会长出红色皮疹，一般是米粒或绿豆大小，没有明显的瘙痒感。

## 7. 为什么有的手足口病患儿会出现比较严重的情况？怎么去识别重症手足口病呢？

引发手足口病的肠道病毒有20多种（型），重症病例多由EV71感染引起。EV71具有前角神经组织嗜性，是除脊髓灰质炎病毒外最易侵犯中枢神经系统的肠道病毒。患儿感染病毒后主要通过两条途径使中枢神经系统受累——血液途径和神经途径，神经途径即从周围神经经轴突转至入脑，可能是最主要的传播途径。重症手足口病患儿并发脑膜炎、脑干脑炎、脑脊髓炎等可能与这些部位存在较多的致病病毒特异性受体有关。

下列指标提示患儿可能会发展为手足口病重症病例：

（1）持续高热：体温（腋温）> 39℃，常规退热效果不佳。

（2）神经系统表现：精神萎靡、呕吐、易惊、肢体抖动、无力、站立或坐立不稳等。

（3）呼吸异常：呼吸增快、减慢或节律不整。若安静状态下呼吸频率 > 30 次 / 分，需警惕神经源性肺水肿或肺出血。

（4）循环功能障碍：心率增快（ > 160 次 / 分）、出冷汗、四肢末梢发凉、皮肤发花、血压升高、毛细血管再充盈时间延长（ > 2 秒）。流行病学资料显示，重症和死亡的手足口病人群主要集中于 3 岁以下儿童。

如前所述，EV 71 引起的重症危重病例与其嗜神经的特性和所导致的神经系统损害等密切相关，EV 71 可同时攻击人体多个器官，因多个器官受损，可迅速进展为病情凶险的重症病例，主要死因为神经源性肺水肿和循环衰竭，存活者部分可遗留严重后遗症。

### 8. 手足口病患者需要住院吗？

手足口病是由肠道病毒引起的常见传染病，多发于 5 岁以下儿童，5 ～ 9 月为高发季节。表现口痛，厌食，低热，手、足、口腔等部位出现小疱疹或小溃疡，由于本病目前尚无特效治疗方法，主要以对症治疗和护理为主，且本病如无严重并发症，一般不需要住院治疗。大多数手足口患儿症状轻微，预后良好，一周左右痊愈，少数患儿可引起心肌炎、肺水肿、无菌性脑膜炎等并发症，个别重症患儿病情发展快，导致死亡。

由于重症病例识别困难、病情发展迅速，家长一定要在医生指导下观察病情变化，发现患儿有持续高热、剧烈头痛、呕吐、肢体抖动、无力、惊跳、精神差、呼吸增快或不规则、出冷汗、手脚凉、面色苍白、眼球震颤等情况，提示病情严重，应立即到医院就诊。

### 9. 为什么每年都有人感染手足口病？有什么方法可以预防？

每年5～9月为手足口病高发期，首先需要了解手足口病是怎么传染的，手足口病患者是传染源，另外，隐性感染者也是重要传染源。肠道病毒适合在湿、热的环境下生存，可通过感染者的粪便、咽喉分泌物、唾液和疱疹液等广泛传播。

密切接触是手足口病重要的传播方式，通过接触病人的手、毛巾、手绢、牙杯、玩具、食具、奶具以及床上用品、内衣等引起感染；还可通过呼吸道飞沫传播；饮用或食用被病毒污染的水和食物后亦可感染。

目前，引起手足口病的病毒种类多，患病后仅对此种病毒获得免疫力，如果孩子自身免疫力低下，不注意洗手，当再次接触其他肠道病毒亚型时依然会被感染。

手足口病的预防措施：

（1）保持良好的个人卫生习惯是预防手足口病的关键。勤洗手，饭前便后、外出后要用肥皂或洗手液等给儿童洗手，看护人接触儿童前、替幼童更换尿布、处理粪便后均要洗手，并妥善处理污物。

（2）婴幼儿使用的奶瓶、奶嘴使用前后应充分清洗，儿童玩具、餐具和常接触到的物品应定期清洁消毒。

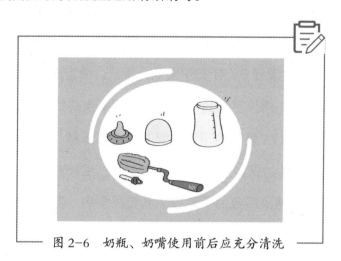

图 2-6　奶瓶、奶嘴使用前后应充分清洗

（3）不要让儿童喝生水、吃生冷食物，避免带儿童到人群聚集、空气流通差的公共场所。

（4）注意保持家庭环境卫生，室内空气流通，勤晒衣被。

（5）避免儿童接触手足口病患儿，儿童出现相关症状要及时到医院就诊并隔离。

（6）接种手足口病疫苗，降低幼儿患上手足口病的风险，建议 6 月龄～5 岁儿童接种 EV71 疫苗，鼓励在 1 岁前完成接种。

（7）不要随便亲吻孩子，特别是嘴和手。成年人体内携带有病毒，这种病毒就潜伏在唾液腺中。孩子免疫力很弱，病毒一旦通过亲吻进入孩子体内，很可能会对孩子造成伤害。

**10. 打了疫苗，就不会再感染手足口病了吗？**

　　手足口病作为一种传染病，主要是由肠道病毒引起的，多见于 5 岁以下的幼儿。手足口病病毒多达 20 多种，其中最常见的有 CVA 16 以及 EV 71，研究发现 EV 71 是引起幼儿手足口病重症和死亡的主要病原。为防控 EV 71 感染引起的手足口病及相关疾病的流行，多个国家或地区开展了 EV 71 疫苗的研发。同其他疫苗一样，接种 EV 71 疫苗不一定产生 100％ 的保护效果。它可刺激机体产生针对 EV 71 的免疫力，用于预防 EV 71 感染所致的手足口病和相关疾病，但不能预防其他肠道病毒（包括 CVA16）感染所致的手足口病。

 **11. 手足口病会传染给家中成年人吗？传染后需要治疗吗？**

　　大人对肠道病毒普遍易感。因为成人免疫系统完善，多数因已经感染过肠道病毒而产生抗体，部分感染者为隐性感染，不易被发现，且成人卫生习惯较儿童好，因此得手足口病的概率很小。但在压力过大、精神紧张、疲劳、营养不良等因素导致自身免疫力低下以及与该病患者亲密接触的情况下，成人也会发病。

　　大人即使得了手足口病，症状也很轻微或不典型，主要是低热、咽部不适、乏力、食欲不好。患者应进行隔离，避免交叉感染。待体温正常，皮疹消退后即可解除隔离。本病目前没有特异性的抗病毒药物，主要是适当休息和对症处理。一般来说，没有并发症，经过休息、多喝水，可能不用特殊治疗就可以痊愈。

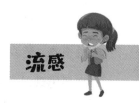

## 1. 什么是流感？小儿得了流感有什么症状？

流行性感冒（简称流感）是由流感病毒引起的常见急性呼吸道传染病，根据病毒核蛋白和基质蛋白分为甲、乙、丙、丁（或 A、B、C、D）4 型。经呼吸道飞沫传播，传染性强，传播迅速，潜伏期一般为 1 ～ 4 天，平均为 2 天。在潜伏期末至发病的急性期均有传染性，其主要通过空气中的飞沫、人与人之间的接触或与被污染物品的接触传播。其中甲型和乙型容易引起流行，丙型多数散发，症状较轻。丁型流感病毒主要感染牛且未发现人类感染。世界卫生组织 2015 年估计数据显示，全球每年 20 ％ ～ 30 ％ 的儿童罹患季节性流感，约 30 ％ 的流感儿童发生并发症（中耳炎等）。美国儿科学会在《儿童流感的预防与控制建议 (2017–2018)》中指出，在过去的 11 个流感流行季节（简称流感季）中，高流感季个别儿童流感年感染率高达 50 ％ 左右，其中 5 ～ 9 岁儿童感染率最高，5 岁以下儿童流感相关住院率最高，重症和死亡病例常发生在 2 岁以下儿童。在流感高发季节，全身症状明显者，2 岁以内尤其是 6 个月以内婴儿有症状者，既往有基础疾病如哮喘、肾病、先心病等患儿为高危人群，需尽快就诊。

儿童流感的症状：

（1）年长儿童、学龄儿童大多与成人表现相似：起病快，高热伴有畏寒、寒战，头痛、四肢肌肉酸痛，继而出现喉咙痛、嗓子哑、干咳等，容易出现肚子痛、肚子胀或者拉肚子等症状，甚至被误以为"吃坏肚子、食物中毒"，疑似时可以观察周围大人或同学是否有相似症状，且冬季食物中毒少见。其中儿童流感比成人更易引起肌炎，较典型表现以"小腿肚子"疼痛为甚。

（2）婴幼儿因主述表达能力差，且表现与其他一般呼吸道病毒感染相似而较难区分。但有一大家人前后发病、症状相似等特点，婴幼儿病情进展快，因呼吸道狭窄，感染后易发生喉炎（严重者可致喉梗阻）、肺炎（易发生痰阻）等并发症。

（3）出生小于 6 个月的婴儿，因为体内存在母体抗体，所以一般情况下发病较少。但如果母亲本身对目前流行的流感病毒株缺乏免疫力，则患儿感染后表现类似败血症：全身症状严重，往往出现少吃少动、整日嗜睡及呼吸暂停症状，易合并肺炎，病死率高。所以，一般情况下小婴儿不容易得病，但是一旦得病必须马上就诊。

**2. 流感和普通感冒有什么区别?**

（1）病原体不同。流感是由流感病毒引起的，包括甲型、乙型、丙型、丁型四种，其中最多见的是甲型流感与乙型流感，且甲型流感最容易发生变异，往往会引起大流行，病情也相对较重。

普通感冒可由病毒、细菌、支原体等多种病原微生物引起，其中，70％～80％是由病毒感染导致的，常见的有鼻病毒、腺病毒、冠状病毒、呼吸道合胞病毒、柯萨奇病毒等。另20％左右由细菌感染引起，如溶血性链球菌、流感嗜血杆菌、肺炎链球菌、葡萄球菌等。

（2）发病流行性不同。流感一年四季均可发生，温带地区的冬季、初春发病率较高。与此同时，流感病毒存在于患者的呼吸道，故患者在咳嗽、打喷嚏时可经飞沫传染给他人，传染性较强。而且，由于流感病毒极易变异，即使患过流感的人，仍会有再次感染的可能，故流感往往会暴发性流行。流感有群体性发病现象，如在学校、幼儿园、同一家庭中多人发病。

普通感冒一般是由于淋雨、受凉、过度疲劳等导致机体抵抗力下降，使原已存在于上呼吸道或从外界侵入的病毒、细菌迅速繁殖而诱发感冒，其一般是个别散发出现，无流行病史，季节性不明显，在温差变化较大的天气容易发生。

（3）临床表现不同。流感起病较急，往往首先出现发热，而且体温可高达39℃～40℃，主要以全身症状为主，如反复发热、畏寒、头痛、全身酸痛、胸痛、食欲不振、乏力等，而流涕、鼻塞、打喷嚏等呼吸道卡他症状轻微或不明显。流感还易引起多种并发症如支气管炎、肺炎、病毒性心肌炎、脑炎等。无并发症的流感一般高热持续3～5天后全身症状减轻，而咳嗽症状则逐渐加剧，干咳及乏力可持续 1 ～ 2 周。部分患儿以呕吐、腹痛、腹泻、腹胀、恶心等消化道表现为特点，常见于感染乙型流感儿童。

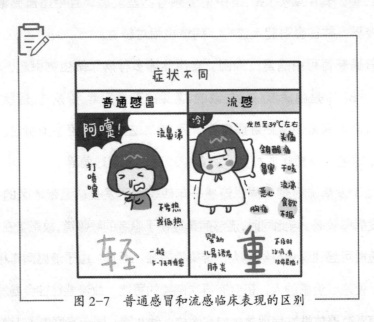

图 2-7　普通感冒和流感临床表现的区别

普通感冒起病较为温和，主要以喉咙痛、咽痛、流鼻涕、鼻塞、打喷嚏等上呼吸道症状为主，全身症状较轻，有些有发热或全身酸痛等，但不重，如果未并发细菌感染，通常病程 3 ～ 5 天可自然缓解。

（4）治疗不同。治疗流感需要采用特效药，如奥司他韦，奥司他韦可预防出现重症流感（流感病毒肺炎）。应用奥司他韦的同时也要进行对症支持治疗，以缓解身体的不适感，同时要嘱孩子多饮水、多休息、清淡饮食。

患了普通感冒，一般只需对症治疗缓解症状即可，很快就能痊愈。

**3. 怎样可以区分流行性感冒、禽流感、甲型 H1N1 流感?**

流行性感冒（简称流感）是由流感病毒引起的常见急性呼吸道传染病。以发热、咽痛、全身酸痛和咳嗽为特征。流感病毒根据其核蛋白和基质蛋白的特性不同，可分为甲、乙、丙、丁四型，引起 20 世纪以来 4 次流感大流行的均为甲型流感病毒。甲型流感病毒根据其血凝素和神经氨酸酶（简称 NA）抗原性的不同，可将血凝素分为 16 个亚型（H1～16），NA 分为 9 个亚型（N1～9），因此，流感病毒由血凝素和 NA 的不同组合方式而形成若干种亚型。其中，曾在人群中流行和传播的甲型流感病毒主要有 H1N1、H2N2、H3N2 等亚型。流感虽有自限性，但婴幼儿、老年人和有慢性基础病、抵抗力低的患儿容易并发肺炎等严重并发症而导致死亡。人群对流感普遍易感，各型流感病毒之间没有交叉免疫，比如感染过甲型流感后，还可以再感染乙型流感或丙型流感。因此，流感一旦暴发，将对人群健康造成极大的影响。

2013 年 3 月我国确诊首例人感染 H7N9 禽流感患者。H7N9 禽流感是禽流感的一种亚型。禽流感病毒一般感染禽类，其中火鸡最为易感，鸡则次之。人感染主要是由带病毒的鸡鸭传染，一般是禽流感在先，人禽流感在后，目前还未发现人—人之间的传播。经呼吸道传播是人感染禽流感病毒的主要传播途径。食入被病毒污染的食物、接触感染的禽类分泌物或排泄物等也可能被感染。人感染 H7N9 禽流感是由 H7N9 亚型禽流感病毒引起的急性呼吸道传染病，10 天内接触过禽类或到过活禽市场者，特别是中老年人为高发人群。

与普通感冒不同，H7N9 禽流感患者多数为重症，死亡率为 30 %
左右。早期一般表现为流感样症状，如发热、咳嗽、少痰，可伴有头痛、
肌肉酸痛和全身不适。重症患者病情发展迅速，表现为重症肺炎，体
温大多持续在 39 ℃以上，出现呼吸困难，可伴有咯血痰，可快速进展
出现急性呼吸窘迫综合征等，危及生命。人感染 H7N9 禽流感抗病毒
治疗的首选药物是奥司他韦。H7N9 禽流感普遍对热敏感，因此，完全
熟透的鸡、鸭、猪肉等是可以食用的。

2009 年 3 月，墨西哥暴发"人感染猪流感"疫情，并迅速在全
球范围内蔓延。世界卫生组织后将其更名为"甲型 H1N1 流感"。其病
原体为新甲型 H1N1 流感病毒株，病毒基因中包含有猪流感、禽流感
和人流感三种流感病毒的基因片段，是一种新的呼吸道传染病。甲型
H1N1 流感病毒传染性强，人群因对这个新型病毒缺乏免疫力而普遍易
感，导致疾病在短时间内迅速播散至全球大流行。宿主范围包括猪、人、
火鸡等。人感染主要由病猪和携带病毒的猪传染。感染甲型 H1N1 病
毒的人也被证实可以传播病毒。甲型 H1N1 流感是流感的一种，患者
临床症状主要以呼吸道症状及全身中毒症状为主，如发热、咳嗽、咳痰、
头痛、全身酸痛、全身乏力等症状。通过咽拭子流感病毒分型，可以
区别甲型 H1N1 流感和其他流感。

**4. 得了流感怎么护理？**

（1）日常护理：注意休息，多饮温开水。室内宜开窗通风，每日至少 2 次，每次半小时，保持空气清新，温度适宜。室温不要忽冷忽热，以免复感伤寒，病情加重，引起肺炎。居家隔离，减少外出。

（2）发热护理：嘱患儿卧床休息，监测体温，低、中热（腋温 < 38.5℃）时，用降温贴贴额头或松开衣物等物理方法降温。高热（腋温 ≥ 38.5℃）时，应用药物（布洛芬悬液或对乙酰氨基酚）退热处理，多饮水，1 小时后注意复测体温，以防高热惊厥的发生。

（3）皮肤护理：在应用药物退热过程中，患儿往往会大量出汗。患儿出汗后及时擦干，更换衣物，衣服以柔软、宽松、舒适为主。注意保暖，防止受凉，保持皮肤清洁干燥。

（4）口腔护理：保持患儿口、咽、鼻腔清洁，早晚刷牙，进食后以淡盐水或温水漱口，防止继发感染。

（5）饮食护理：患儿饮食宜营养丰富、易于消化，忌食咸、甜、腻及辛辣食物。高热时可进流质或半流质饮食，适当饮用富含维生素 C 的果汁。

（6）病情观察：注意观察患儿症状、体征的变化，如果出现头痛、喷射性呕吐、嗜睡、昏睡、抽筋，年龄较小的婴儿出现囟门隆起，需要警惕脑炎可能，一定要及时去医院检查。

## 5. 流感小儿发热、四肢冰凉、畏寒、打寒战该怎么办?

正常儿童的体温一般为 36℃～37℃（腋温），肛温所量的温度一般会比腋温高出约 0.5℃。不同儿童之间体温有个体差异，一天内体温有所波动，以下午、剧烈运动或进食后稍升高，但波动范围不会超过 1℃。临床上按发热的高低进行分度，体温在 37.3℃～38℃为低热，38.1℃～39℃为中等度热，39.1℃～41℃为高热，41℃以上为超高热。

发热的表现可分为体温上升期、高热期、体温下降期。体温上升期常常有疲乏无力、全身肌肉酸痛不适、四肢冰冷、面色苍白、畏寒与寒战等现象，特别要注意的是家长往往把寒战误以为是抽搐，该时期体温可以骤然上升，也可以缓慢上升，在体温上升过程中许多小儿容易发生惊厥。高热期是指体温上升达高峰后保持一定的时间，持续时间长短因疾病的病因不同而有差异，表现为患儿寒战消失，皮肤发红并有灼热感，呼吸加快、加深，开始出汗。体温下降期表现为体温开始下降，出汗增多，喜饮水，皮肤潮湿。

小儿发热、四肢冰凉、畏寒、打寒战，说明宝宝的体温处于快速上升的时候，要注意以下几点：

（1）宝宝在体温上升的时候代谢特点是产热增多、散热减少，临床表现为畏寒、寒战、皮肤苍白，这个时候要注意给孩子适当的保温，可以适当增加衣服、被子，但是不能盖得太多，防止热散不出来。这时候宝宝手脚冰凉，循环差，可以用热毛巾捂热手心、脚心，促进循环，缓解不适。

（2）给予积极的退热治疗，当体温超过 38.5℃时，家长可以考虑给孩子吃退热药，目前儿童退热药主要有布洛芬和对乙酰氨基酚。

（3）如果发烧、寒战时精神状态好，没有其他不舒服的症状，多喝温水，补充身体所需要的水分即可，可以避免退烧过程中因身体大量出汗而导致脱水的情况。

（4）注意休息。

## 6. 治疗流感能捂汗吗？流感吃感冒药就能好吗？

流感发烧期间不建议给宝宝捂汗，发烧捂汗容易造成宝宝出现高热、呼吸困难、面色苍白等一系列的症状，有部分患儿本来体质较差、喝水较少，捂汗疗法容易引起虚脱或脱水，使患儿病情加重或引起严重的并发症，有的还会出现高热惊厥。

流感虽然与感冒的症状比较相似，都会出现畏寒、头痛和发热等症状，然而治疗中的药物选择却大不相同，普通感冒药是不可以用来治疗流感的，因为普通的感冒一般情况下都属于非流感病毒，这种病毒致病性比较弱，而且它具有自限性。而流感病毒相对来说传染性比较强，致病能力比较强，而且容易出现并发症。普通感冒不用吃药也可以自愈，但如果是流感，则必须在 48 小时之内尽快服用抗流感药物，不然的话很容易引发肺炎、脑炎以及心肌炎等并发症。

**7. 流感怎么预防?**

（1）接种疫苗：接种流感疫苗是预防流感最有效的手段，可以显著降低接种者罹患流感和发生严重并发症的风险。推荐6个月至5岁的儿童、65岁以上老年人、孕妇、医务人员、免疫抑制、哮喘、糖尿病或心脏病等重症流感高危人群接种流感疫苗。因流感病毒变异非常活跃，这种特异性保护作用只能维持1年，因此，流感疫苗需要每年接种。

（2）一般预防

①保持卫生：养成良好的个人卫生习惯，每天开窗通风2～3次，每次半小时以上，保持室内空气流通。

②少去人群聚集地：流感高发期避免去人群聚集场所或空气流通不佳的公共场所，如商场、超市等，避免接触有流感样症状的患者，必要时正确佩戴口罩，并且要经常更换口罩，避免发生交叉感染。

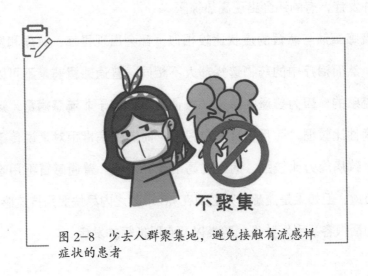

图 2-8　少去人群聚集地，避免接触有流感样症状的患者

③注意休息：流行期间如出现流感样症状应及时就医，并减少接触他人，尽量居家休息。如果出现咳嗽、打喷嚏等症状时应使用纸巾包裹，以减少飞沫传播。

④勤洗手：勤洗手、科学洗手是减少病毒传播的重要方法，应使用肥皂或洗手液并用流动水洗手，不用污染的毛巾擦手。双手接触呼吸道分泌物后（如打喷嚏、擤鼻涕、挖鼻孔后）应立即洗手，避免脏手接触口、眼、鼻。

⑤注意保暖：根据天气变化，注意防寒保暖，均衡、清淡饮食，加强营养，适量运动，增强自身抵抗力，充足休息，避免过度疲劳，合理睡眠。

（3）化学预防（抗流感药物预防）：目前获得许可的抗病毒药物是流感疫苗接种的重要辅助手段，有密切接触史的患儿预防性使用抗流感病毒药物（磷酸奥司他韦），可以抑制流感病毒复制，缩短病程和有效控制症状，但药物预防不能代替疫苗接种，只能作为没有接种疫苗或接种疫苗后尚未获得免疫能力的重症流感高危人群的紧急、临时预防措施。

## 8. 家里有人患流感，为什么全家会跟着一起中招？居家怎么消毒？

流感是流行性感冒的简称，是流感病毒引起的急性呼吸道传染病，主要通过飞沫传播，也可通过口腔、鼻腔、眼睛等黏膜直接或间接接触传播，当室内空气不流通或者接触患者没有及时洗手时，家庭遇到一例流感，家人就有可能会一起中招。居家消毒应注意以下几点：

（1）勤通风。有条件时应尽量让患者单独居住，减少与共居者接触的机会。根据具体天气情况，每天通风2～3次，每次不少于半小时，通风时注意保暖。

（2）勤洗手。饭前便后，外出回家，触摸口、眼、鼻之前要洗手，接触可能被污染的物品后也必须洗手，或用手消毒剂消毒。

（3）勤换洗衣物。外出衣物经常换洗，必要时可以用沸水煮沸消毒，或按产品说明书使用84消毒剂等浸泡消毒。

（4）保持家居清洁。门把手、电话机、桌面等手经常接触的表面应每天清洁，必要时可以按产品说明书，使用75％酒精或84消毒剂等消毒产品擦拭消毒。

（5）定期餐具消毒。可以把需要消毒的餐具放在一个专用的锅里煮沸15分钟以上。

（6）处理好口鼻分泌物。家人咳嗽、打喷嚏时要用纸巾掩住口鼻，用过的纸巾等垃圾要单独放在一个垃圾袋，并及时处理，其他家庭成员应避免接触。

（7）注意化学消毒剂使用。消毒时应戴口罩、手套，适度消毒，避免过度消毒造成化学污染。

**病毒性肝炎**

## 1. 病毒性肝炎有哪些种类？会传染吗？怎么传染的？

病毒性肝炎是由多种肝炎病毒引起的常见传染病。临床上主要表现为乏力、食欲减退、恶心、呕吐、肝区胀痛、肝肿大及肝功能损害，部分病人可有黄疸和发热。病毒性肝炎分甲型、乙型、丙型、丁型、戊型5种。甲型、戊型肝炎多表现为急性肝炎，而乙型、丙型、丁型肝炎易转为慢性。病毒性肝炎的传染源、传播途径简单介绍如下：

甲型肝炎是以粪—口为主要传播途径，即食物被患者的粪便污染后经易感人群口中摄入。日常生活接触是散发病例的主要传播方式，而污染的水和食物则是甲肝暴发流行的主要传播方式。甲型肝炎患者在起病前两周和起病后两周粪便中排出的甲肝病毒数量较多，此时的传染性很强。

乙肝的传染途径是含有乙肝病毒的血液或体液通过输血及血制品，用药品注射和针刺等方式传播。唾液、精液和阴道分泌物可含有乙肝病毒，故性接触是重要传播途径。此外还有母婴传播，即患病母体病毒经胎盘、分娩、哺乳、喂养等方式传染给婴儿。急性乙型肝炎患者从起病前数周到整个急性期均有传染性。慢性乙肝患者和病毒携带者是乙型肝炎的主要传染源。传染性的大小与病毒复制程度有关。

丙肝的传播途径同乙肝一样，主要是通过血液传播和性接触传播。急性丙肝患者起病前两周到起病后均有传染性，其中 70% 左右转慢性，故慢性患者是丙肝的主要传染源。

慢性丁型肝炎患者与携带者是丁型肝炎的主要传染源，主要以血液传播。

戊肝急性患者为戊型肝炎的主要传染源，传播途径同甲肝，主要通过粪—口传播。

## 2. 小儿会感染病毒性肝炎吗？

儿童也可以得病毒性肝炎，在儿童里最常见的病毒性肝炎就是甲型肝炎（简称甲肝），甲肝主要通过消化途径、粪—口途径在儿童或者青少年里传播，是最常见的一种肝炎，但是它的预后比较好，一般不会慢性化，也没有什么并发症。

但如果是乙肝或者丙肝，这两型肝炎并不在儿童时期感染的话，它的慢性化概率很高，特别是围生期感染乙肝，95% 都会变成慢性感染。然后随着感染时间的延长，有可能会进展到慢性乙型肝炎、肝纤维化、肝硬化甚至肝癌，这种预后就比较差。

小儿肝病警惕 4 大危险信号：

（1）小便呈浓茶色或淡黄豆油色。有时渗入土后还在地面上留有黄色痕迹，这是急性肝炎的早期警告，此时虽无肝肿大症状，但若检查可得知体内转氨酶已经有所升高。

（2）大便变白。一向正常的小儿，在食欲减退的同时，大便不成形或有腹泻，看上去呈消化不良状，而且便色发白，这是肝内毛细胆管胆汁淤积所致，是小儿肝炎不可忽视的早期症状之一。

（3）关节疼痛。在不发热的情况下，出现原因不明的关节疼痛，且关节内又无积液，这往往是肝炎免疫复合物所引起的，多见于乙型肝炎。

（4）出现皮疹。在没吃特殊食物和服用药物的情况下突然身上出现皮疹而发痒，且药物治疗无效，这种现象与免疫复合物有关，是肝炎症状之一。

### 3. 小儿感染了病毒性肝炎怎么办?

（1）充分的休息。病儿在患肝炎后，由于肝细胞受损可能会有食欲减退、热量不足以及肝胆功能出现紊乱的症状。这时候应当使病儿有充分的休息，有助于肝胆及全身代谢降低，从而使肝胆的负担有所减轻，同时肝胆的血流量逐渐增加，这对于病儿肝胆病损的恢复是十分有益的。

（2）密切的观察。对于小儿的病情变化要进行密切的观察，以防恶化成重症肝炎或出现肝昏迷，一般出现恶化的表现有:病儿情绪急躁、没有征兆的哭闹和叫喊、口腔和胃肠膜有出血现象、恶心干呕、腹部胀痛、食欲减退、小便颜色变深、黄疸加重等。一旦出现以上症状应当立即通知医生，及时进行治疗。

（3）隔离与消毒。由于病毒性肝炎具有较强的感染性，因而在小儿患病后的三天内需及时报告和进行隔离，才能有效把握治疗时间。如果是在家进行疗养的话，首先要进行的是消化道隔离，主要针对病儿的食物、用具以及粪便等进行消毒，由于肝炎病毒惧怕高温和漂白粉，因而在病儿用餐过后，可将碗、筷、勺、水杯等放入锅中沸煮消毒，一般达到沸点后再煮半小时即可。其次是对病儿的衣服和其他用品消毒，一般拿到室外在阳光下暴晒五个小时左右即可。最后，在病儿的粪便和呕吐物中可能含有肝炎病毒，如未进行消毒的话则不可倒掉，可撒入 20％ 的漂白粉再进行搅拌，放置大约两小时后再处理。另外，还要保持隔离环境的清洁，尤其是灭蚊灭蝇等。

（4）饮食调理。在病儿患病期间，由于蛋白质、脂肪和糖的代谢发生障碍，因而在疾病期，应当注意不要让病儿吃油腻和含蛋白质量高的食品，而应当吃一些含糖和维生素量较高的清淡饮食，要多吃青菜和水果，本着既有足够营养又不会加重肝胆的负担的原则来给病儿选择食品。尤其注意要给病儿多喝水。病儿在恢复期即可食用普通饭菜，但要注意食物的多样化，避免造成小儿偏食。

**4. 孕妈有乙肝，生下来的宝宝也会有乙肝吗？乙肝妈妈能母乳喂养吗？**

母婴传播是我国现有乙肝病毒（HBV）感染的一个主要原因。HBV 母婴传播，即 HBsAg（乙肝肝炎表面抗原）阳性孕产妇将 HBV 传给子代，主要发生在分娩过程中和分娩后，而垂直传播感染率＜3%，多见于 HBeAg（乙肝 e 抗原）阳性孕妇。很多人以为乙肝的母婴传播就是遗传，其实这是一个认识上的错误。遗传是基因中已经存在的异常，继而传递给下一代，而乙肝的母婴传播则一定是一个传染的过程，所以乙肝妈妈如果采取正规的预防措施，母婴传播绝大部分都可以被阻断，完全可以生育一个健康的宝宝。

首先，要做正规检查治疗。有些孕妈查过一次，医生说是乙肝携带者，不用治疗，就再也不去看医生了。其实这样是不对的，要知道即使是肝功能正常的乙肝携带者，也需要每半年复查一下肝功能、HB-VDNA、彩超，如果条件不允许，至少每年查一次，以了解你的病情是否进入活动期。如果按时检测，选择合适的时机进行了合适的抗病毒治疗，"大三阳"有五成把握转为"小三阳"，"小三阳"可能获得 HBV-DNA（乙肝病毒核酸）阴转，使病情长期稳定。有些病人甚至能达到 HBsAg 阴转，获得乙肝治疗的"金牌"。这些结果会让你将来能踏踏实实地做妈妈。

其次，要选对妊娠时机。怀孕期间要进行定期随访。慢性 HBV 感染女性计划妊娠前，最好由专科医师评估肝脏功能。肝功能始终正常的感染者可正常妊娠，肝功能异常者，要根据年龄和肝功情况选择适合的抗病毒治疗。比如年轻又不着急马上妊娠的可以首选注射干扰素抗病毒，疗程 1 年，停药后 1 年才能怀孕；年龄偏大又着急妊娠的可以选择口服抗病毒药物，肝功恢复正常后则可妊娠。慢性 HBV 感染者妊娠后，必须定期复查肝功能，尤其在妊娠早期和晚期，如 ALT（谷丙转氨酶）水平升高超过正常值 2 倍（＞80 U/L），或胆红素水平升高，需请相关专业医师会诊，必要时住院治疗。

最后，新生儿要及时打疫苗。孩子出生 12 小时内，肌内注射 1 针 HBIG（乙肝免疫球蛋白），同时按 0、1、6 个月 3 针方案接种乙型肝炎疫苗；若是早产儿，12 小时内肌内注射 1 针 HBIG，间隔 3～4 周后需再注射 1 次；出生 24 小时内、3～4 周、2～3 个月、6～7 个月分别行疫苗注射，并随访。在孩子 7～12 个月时，检测乙型肝炎血清学标志物：若 HBsAg 阴性，抗-HBs 阳性，表示预防成功，有抵抗力；若 HBsAg 阴性，抗-HBs 阴性，表示预防成功，但需再接种 3 针乙肝疫苗；若 HBsAg 阳性，则表示预防失败，成慢性感染者。HBV 感染虽然可以经过母婴传播，但是这个过程是可以阻断的，据中华医学会 2015 年《母婴传播预防临床指南》，采取上述正规的预防措施，对 HBsAg 阳性而 HBeAg 阴性孕妇的新生儿保护率为98％～100％，对 HBsAg 和 HBeAg 均阳性孕妇的新生儿保护率也可达 85％～95％。

如果妈妈是个乙肝"大三阳"的患者，并且乙肝病毒 DNA（脱氧核糖核酸）含量较高，建议不要给孩子喂奶，同时也要给孩子做好相应的防护，避免孩子感染。一般来说，携带乙肝病毒的孕妇给宝宝喂奶是不会传染病毒给孩子的。因为乙肝携带的育龄女性，她们在分娩后，新生儿会在最短时间内注射乙肝疫苗和乙肝免疫球蛋白，注射之后，这些疫苗和免疫药物就会很快对孩子形成保护。即使是乙肝病毒携带者，只要乙肝病毒 DNA 检测为阴性、肝功能正常，就说明体内病毒不活跃，同时检测乳液做乙肝病原体，如未发现其中含有乙肝病毒，则新妈妈可以放心地给宝宝哺乳。如果新妈妈出现乳头破裂或新生儿口腔有破损时，应该禁止喂养。另外，如果携带乙肝病毒的新妈妈还是担心自己的病毒侵害孩子的话，那也可以采取把自己的乳汁吸到奶瓶，用奶瓶喂养的方式来喂养宝宝。此外乙肝病毒携带者的母亲应注意个人卫生，喂宝宝奶前应注意清洁乳头，更不要口对口地喂食孩子，饭前便后要洗手。

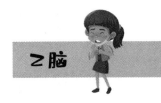

乙脑

## 1. 如何预防流行性乙型脑炎？

流行性乙型脑炎，简称乙脑，是由嗜神经性病毒（乙脑病毒）感染引起的以大脑病变为主的中枢神经系统急性传染病。该病最早在日本流行，又称为日本脑炎，经虫媒传播，多见于夏秋季。临床上急起发病，有高热、意识障碍、惊厥、强直性痉挛和脑膜刺激征等症状，重型患者病情凶险、病死率高，病后往往留有严重的后遗症，如智力障碍、失语、言语迟钝、肢体扭曲畸形、瘫痪、吞咽困难、视力及听力障碍、癫痫、性格改变、精神异常等，或可留下终身残疾。

猪是乙脑的主要传染源，蚊子叮咬感染乙脑的猪后，将病毒传染给人，也就是通过猪—蚊—人的途径使人受到感染。所以需要猪等作为传染源，蚊子作为传播媒介，才可能感染乙脑，换句话说，没有猪、蚊子等，不可能发生乙脑流行，乙脑人传人的可能性小。

目前还没有针对乙脑病毒的特异性药物，所以乙脑的正确预防很重要，乙脑预防的主要措施有防蚊灭蚊与接种疫苗。

（1）控制传染源：改善猪圈环境和圈内卫生，做好灭蚊工作和用乙型脑炎减毒活疫苗使家畜免疫等。流行季节可用青蒿、艾草烟熏猪圈灭蚊。

（2）切断传播途径：重要措施是防蚊、灭蚊。灭蚊强调一个"早"字，最好在乙脑流行季节前1～2个月开展群众性灭蚊活动；户外活动中注意防蚊虫叮咬。

（3）疫苗接种：接种乙脑疫苗是最有效的措施。目前，我国使用的乙脑疫苗有两种，初种接种对象均为8月龄婴儿。乙型脑炎减毒活疫苗属一类疫苗，实行免费接种。初次免疫1针，2周岁时加强1次，2次接种后保护率达97.5%，具有良好的免疫效果，不良反应少。目前，作为国家免疫规划管理的疫苗，已广泛应用于计划免疫。乙型脑炎灭活病毒疫苗属二类疫苗，公民自愿自费接种。保护率为 76% ～ 94%，初次免疫 2 针，间隔 7 ～ 10 天，再于 2 周岁和 6 周岁时各加强 1 次。

## 2. 被蚊子叮咬了就会感染乙脑吗？

猪是乙脑的主要传染源，三带喙库蚊为乙脑的主要传播媒介，蚊子叮咬感染乙脑病毒的猪后，才有可能将病毒传染给人，不是所有蚊子都携带乙脑病毒。大多数人和动物被带毒蚊叮咬后不会发病，称为隐性感染，只有少数人会患脑炎。因此，被蚊子叮咬不要过于担心。而且，接种乙脑疫苗后有了抵抗力，被带病毒的蚊子叮咬以后也几乎不会发病，所以一定要接种疫苗。

狂犬病

## 1. 被狗咬了就一定会患上狂犬病吗？

狂犬病是一种由狂犬病毒引起的人兽共患传染病。几乎所有的恒温动物都对狂犬病毒易感，但犬类是本病的主要宿主，在携带和传播狂犬病过程中起主要作用。人患上狂犬病通常是因被患病动物咬伤或黏膜接触患病动物的唾液，导致狂犬病毒侵入体内而发生感染。目前，对于狂犬病尚缺乏有效的治疗手段，狂犬病是迄今为止人类病死率最高的急性传染病，一旦发病，死亡率高达 100 %。

被狗咬了就一定会患上狂犬病吗？不一定，在我国，狂犬病的主要传染源还是病犬。狂犬病的传播途径和方式，主要是人受到病犬咬伤或抓伤后，病毒经伤口进入人体内。在被病犬咬伤或者抓伤后是否发病，除与个体内在的易感性有关外，还与被咬伤的部位、伤口的深浅以及是否进行恰当的处理等有关。

## 2. 只有被狗咬了才会患上狂犬病吗？被宠物咬了后应该怎么做？

不一定，也偶有未被动物咬伤或抓伤，而是在处理被病犬咬死的家禽后发病、死亡者，推测可能经手上皮肤微小裂口感染。

狂犬病主要还是一种动物的传染病。在家养动物疾病没有得到充分控制的国家和地区，有 90 % 以上的狂犬病病例是由感染病毒的狗引起的。绝大多数野生哺乳动物都可感染狂犬病病毒，但感染后是否发病，差异很大。最容易感染狂犬病毒的是狐狸、狼等；其次是鼬、浣熊、吸血蝙蝠等。在发达国家，狂犬病已得到很好的控制。目前，我国狂犬病的传染源主要还是病犬，其他动物如猫、兔和鼠等也可成为狂犬病的传染源，被这些动物咬伤或者抓伤也有可能感染狂犬病。病毒存在于这些动物的神经组织和唾液中。所以不是只有被狗咬了才会患上狂犬病。

被宠物咬了后应及时、彻底地进行伤口处理。对于有活动性出血的伤口应给予直接压迫止血，深至重要解剖结构的伤口应作为严重穿透伤处理。

（1）伤口冲洗和清洗：用肥皂水（或其他弱碱性清洗剂）和流动清水交替清洗所有咬伤处约15分钟，然后用无菌纱布或脱脂棉将伤口处残留液体吸尽，若清洗时疼痛剧烈，可给予局部麻醉，如条件允许，可以使用专业的清洗设备对伤口内部进行冲洗，以确保达到有效冲洗，最后用生理盐水冲洗伤口，避免在伤口处残留肥皂水或其他清洗剂。有证据表明，即使在没有狂犬病免疫球蛋白的情况下，通过有效的伤口清洗加立即接种狂犬病疫苗并完成暴露后预防程序，99％以上的患者可以存活。

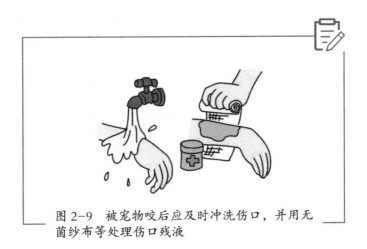

图 2-9　被宠物咬后应及时冲洗伤口，并用无菌纱布等处理伤口残液

（2）消毒处理：彻底冲洗后用稀碘伏或其他具有灭活病毒能力的医用制剂涂擦或清洗伤口内部，如1%～4%的新洁尔灭（苯扎溴铵）溶液或1%西曲溴铵溶液，可以灭活伤口局部残存的狂犬病病毒。

（3）清创及扩创：犬咬伤伤口尤其撕裂伤应清创去除坏死组织，必要时行扩创术。

（4）主动免疫预防：目前我国使用的人用狂犬病疫苗均为经过浓缩、纯化的细胞培养疫苗。执行的人用狂犬病疫苗免疫程序有"五针法"（Essen法，分别于第0、3、7、14、28天各肌肉注射1剂）和"四针法"（Zagreb法/2-1-1免疫程序，分别于第0、7、21天各肌肉注射2剂、1剂、1剂）。狂犬病为致死性疾病，暴露后进行人用狂犬病疫苗接种无任何禁忌。

（5）被动免疫：在做伤口处理后应尽快向伤口周围组织（如解剖结构允许）注射人高效价狂犬病免疫球蛋白，总剂量是20 IU/kg体重。其半量向伤口周围注射，其余一半在离伤口较远处作肌肉注射。

总结：动物咬伤后→彻底地冲洗、清洗、消毒伤口（非常关键）→合理使用破伤风类毒素/抗毒素，注射狂犬病疫苗（主动/被动免疫预防），易感染高危伤口预防性应用抗生素。

### 3. 哪些人需要接种狂犬病疫苗？打了狂犬病疫苗记忆力会变差吗？

可分为两种情况：一为咬伤后预防，二为无咬伤预防。

（1）咬伤后（暴露后）预防。任何可疑接触狂犬病毒，如被动物（包括貌似健康动物）咬伤、抓伤（即使很轻的抓伤），皮肤或黏膜被动物舔过，都必须接种本疫苗。被狗咬后一共要打五次疫苗，分别是第一天、第三天、第七天、第十四天、第二十八天，只打一针或者打到一半放弃都是不行的。狂犬疫苗不是终身疫苗，它不像天花、麻疹等疫苗打1次能预防一生，它的有效期只有半年，如果半年后再次被咬还要注射疫苗。

（2）无咬伤（暴露前）预防。在疫区有咬伤的高度危险或有接触病毒机会的工作人员，如疫区兽医、动物饲养管理人员、畜牧人员、屠宰人员、狂犬病毒实验人员、疫苗制造人员、狂犬病人的医护人员、岩洞工作人员，以及与其他哺乳动物接触频繁人员、严重疫区儿童、邮递员、去疫区旅游者，均应用狂犬病疫苗进行预防接种。

应特别提醒养犬者的是，犬瘟病、狂犬病、犬细小病毒性肠炎、传染性肝炎和钩端螺旋体病是犬常见的几种烈性传染病，其中狂犬病属于人畜共患病，死亡率极高。目前对这几种病尚无可靠的治疗措施，最有效的方法就是适时而有效地给犬接种疫苗。养犬者千万马虎不得，也不能存在任何侥幸心理。一般来说，对幼犬应在6～9周龄期间接种一次疫苗，可同时分别注射各种单苗；12～14周龄时再接种一次，以后每年接种一次。

疫苗使用至今已经超过 40 年的历史，所有疫苗尚没有发现有对记忆力有影响的报道，而且从理论上也无从推论，所以打了狂犬病疫苗后记忆力不会变差。

## 4. 被打过疫苗的狗咬了就不会得狂犬病吗?

狗可携带狂犬病毒，被带病毒的小狗咬伤比被大狗咬伤后患病率要高，因为小狗自身没有免疫力，携带的病毒含量更高。犬、猫打狂犬病疫苗的目的是预防被其他犬猫咬后得狂犬病，和人被咬是否会得狂犬病无关。因此，即使咬人的犬、猫已经打过狂犬疫苗，人被咬之后还是要及时去医院就诊的。

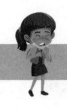

## 艾滋病

## 1. 艾滋病的传播途径有哪些? 日常接触艾滋病感染者会被感染吗?

艾滋病即获得性免疫缺陷综合征，是人体免疫缺陷病毒引起的一种严重传染病。艾滋病病毒简称 HIV，是一种能攻击人体免疫系统的病毒。母婴途径传播获得者常在 2～3 岁时发病，输血途径感染者潜伏期 9 个月～5 年。

艾滋病的传播只有三条途径：性传播，也可通过人工授精传播；血液传播，通过接受艾滋病感染者捐献的血液或器官，使用受 HIV 污染的血液制品或与感染者共用注射针头而被感染，接触感染者体液；母婴传播，感染 HIV 的母亲，可在子宫内或在分娩时将 HIV 传染给新生儿。

有证据表明，HIV 不会通过接触眼泪、汗液或唾液传染。因此以下途径不会感染 HIV：与 HIV 阳性患者呼吸同样的空气；在 HIV 阳性患者之后接触厕所马桶或门把手，用饮水器饮水；与 HIV 携带者拥抱、接吻或握手；与 HIV 携带者共用餐具；与 HIV 携带者在健身馆共用健身器材。

## 2. 小儿得艾滋病的概率大吗？艾滋病有哪些症状?

儿童艾滋病是指发生于 13 岁以下的儿童，13 岁以上的青少年则具有与成年人相似的疾病特征。主要是母婴的垂直传播和血源的感染途径：受感染母亲在妊娠期间或儿童出生时将病毒传染给儿童。小儿艾滋病患者中约有 75% 系母婴垂直感染，其次为通过血液制品感染、静脉用药感染。儿童艾滋病潜伏期相对短、病情进展快。垂直传播的 HIV 感染主要临床表现有生长停滞、淋巴结肿大、慢性咳嗽和发热、反复发生肺部感染，以及持续的腹泻。艾滋病患儿的临床表现很大程度上取决于其所发生的机会性感染的部位和种类。

儿童艾滋病一般初期的症状像伤风、流感，出现全身疲劳无力、食欲减退、发热、体重减轻等症状，随着病情的加重，症状日见增多，如皮肤、黏膜出现白色念珠菌感染，单纯疱疹、带状疱疹、紫斑、血肿、血疱、滞血斑，皮肤容易损伤，伤后出血不止等；以后渐渐侵犯内脏器官，不断出现原因不明的持续性发热，可长达 3～4 个月；还可出现咳嗽、气短、持续性腹泻便血、肝脾肿大、并发恶性肿瘤、呼吸困难等。由于症状复杂多变，并非每个患者都会出现上述所有症状。一般常见一、二种以上的症状。肺部疾病可见于儿科艾滋病病人的 80% 以上，是发生并发症和死亡的主要原因。中枢神经系统的感染包括急性自限性疾病，包括肠道病毒感染（如病毒性脑膜炎）、引起破坏性后遗症的严重弥漫性或局灶性感染（如虫媒病毒性脑炎）。临床表现为运动异常和痉挛。儿科 HIV 感染病人的口腔和面部会出现一些表现，包括念珠菌病、单纯疱疹病毒感染、线性齿龈红斑、口腔毛状白斑。

由于胎传抗体的存在，抗体检测阳性不能直接确定婴幼儿是否感染 HIV，HIV 感染最终需要通过病毒学检测方法确定（包括病毒培养、DNA-PCR 方法、RNA 检测）。检测时间通常会安排在出生后的 14～21 天、1～2 个月或 4～6 个月。

儿童艾滋病的诊断要根据母亲 HIV 感染状态、临床表现和实验室检查结果综合考虑。如母亲有明确的 HIV 感染，患儿有感染早期的一些表现，同时实验室检查检出 HIV 抗原或者核酸，或病毒分离 HIV 阳性，则可确定诊断。

### 3. 如感染了艾滋病，有可能检测不出 HIV 病毒吗？

艾滋病在当前临床治疗中是一种具有严重危害的病症，目前还没有有效的根治办法，只能通过控制病毒载量，预防艾滋病病毒的进一步传播和复制，从而达到控制艾滋病患者病情的目的。对于艾滋病的传播而言，科学认识传播途径是有必要的。

由于人们对艾滋病的认识存有偏差，使得自身出现相似症状时就认为患有艾滋病，因而出现了严重的恐慌。而科学的检测是排除艾滋病的基本方法，大部分人对于艾滋病的检测方式都不够了解，一般情况下，艾滋病的检测方式有以下几种：

首先，血液检测（只用于抗体检测），作为艾滋病检测中比较常见的一种检测方式，血液检测是验证是否感染艾滋病的基础。大部分人在发生了高危行为后，通过血液检测筛查都可以判断是否感染艾滋病，而血液检测艾滋病的周期是在发生高危行为后的 3～6 周内。如果感染了艾滋病病毒，则可以检测出艾滋病病毒阳性，而该时期的检测可以用自检方式，如在药店购买试剂，通过购买人体免疫性缺陷试剂，按照相应的说明就可以检测出是否出现艾滋病抗体阳性。目前市场上比较常见的艾滋病血液试剂检测主要是以第二代人体免疫性缺陷检测试剂为主，将待检验血液用滴管放置到检测区域，然后加入缓冲稀释液，就可以在缓冲稀释液的帮助下，用于艾滋病抗体阳性检测筛除。在检测过程中红线位于 C 线（质控线）上代表检测结果为阴性，在 C 线和 T 线（检测线）上都显示红色则代表检测结果为阳性，表示艾滋病抗体阳性。而单纯在 T 线上则代表检测无效，T 线上显示弱红色代表弱阳性，也是艾滋病阳性的直接表现。

其次，身体分泌液检测，主要以检测者的身体分泌液检测为主，如尿液、唾液和口腔黏膜液检测。在检测过程中，用专用的检测设备将待检测试剂平铺在桌面，然后通过样本采集器将待检测的唾液和口腔黏膜液用刮子刮取，放到专门的缓冲液中，经过缓冲液的稀释后放到待检测区域，通过待检测区域内的线条变化进行检测结果识别。与血液检测结果识别相似，在检测过程中红线位于 C 固定线（质控线）上代表检测结果为阴性，在 C 线和 T 线（检测线）上都显示红色则代表检测结果为阳性，表示艾滋病抗体阳性。而单纯在 T 线上则代表检测无效，T 线上显示弱红色代表弱阳性，也是艾滋病阳性的直接表现。

最后，血液检测（RNA 病毒载量检测），该种检测方式主要是针对已经被诊断为艾滋病患者的检测，通过对艾滋病患者血液检测，对血液内的病毒载量进行分析，当检测中得出的病毒载量为 10000 copies/mL 以下是"低"，10000 copies/mL 以上是"高"。当检测出病毒载量超过 10000 copies/mL 时，需要对患者进行抗病毒治疗，从而确保在抗病毒治疗过程中，可以控制住艾滋病病毒的复制和转录，从而为患者的病情控制提供帮助。但是需要注意的是，由于艾滋病病毒载量检测对于低于 50 copies/mL 的病毒是无法检测的，当检测结果显示无法检测到病毒时，并不代表不具备病毒，而是病毒载量太低，无法用仪器检测到。这部分病毒会大量存在于精液、阴道分泌液以及骨髓和内脏中，因而需要对其进行科学的识别与诊断，从而为艾滋病人的治疗提供帮助。

综上所述，在艾滋病的检测过程中，由于窗口期的不同，使得艾滋病人在检测过程中需要应用到的表现也有所不同。一般情况下，艾滋病在检测过程中比较常用的方法有以下几种：首先，通过免疫方法检测，以抗体检测分析为主，对艾滋病或者是疑似艾滋病患者进行免疫抗体检测，这样在抗体检测过程中，就可以直观地获得检测结果，且检测结果的获取时间较短，通常情况下只需要 20 分钟。其次，可对尿液、唾液以及口腔黏膜的分泌液检测，通过这种检测方法可以在试剂的辅助下快速地检测出是否存有艾滋病病毒，对于阳性与弱阳性的筛查是具有重要帮助的。在该种检测办法的实施过程中，可以实现无创检测，且检测结果的特异性和灵敏性都比较好，很多患者在初步筛查过程中，都可以通过该种方法进行筛查。最后，病毒载量 RNA 筛查，该办法主要是针对已经发病或已经具有明显临床表现的患者而言，通过对血液中的 RNA 病毒载量分析，判断患者的艾滋病感染周期。

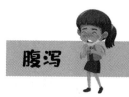

腹泻

### 1. 什么是秋季腹泻？

秋季腹泻，是指发生在秋冬季的腹泻病。秋冬季腹泻病的罪魁祸首是轮状病毒，孩子感冒后，常常拉肚子，大便像水或蛋花汤一样，大多没有特殊的腥臭味，每天可达十几次。秋季腹泻是一种自限性疾病，一般无特效药治疗，多数患儿在一周左右会自然止泻。当严重呕吐、腹泻时，如果补液不及时，很快出现脱水症状，就会引起比较严重的后果。

秋季腹泻的主要特征：先吐后泻，伴发烧，大便呈水样或蛋花汤样，病程有自限性，即使用药也不能显著改变病程，症状表现如下：

（1）起病急，初期常伴有感冒症状，如咳嗽、鼻塞、流涕，半数患儿还会发热（常见于病程初期），一般为低热，很少高热。

（2）大便次数增多，每日 10 次左右，大于 3 次就应考虑秋季腹泻，大便呈白色、黄色或绿色蛋花汤样，带少许黏液或脓血，无腥臭味。

（3）半数患儿会出现呕吐。呕吐症状多数发生在病程的初期，一般不超过 3 天。

（4）腹泻重者可出现脱水症状，如口渴明显、尿量减少、烦躁不安。

（5）病程有自限性，病程一般只持续 5～7 天，营养不良、佝偻病和体弱多病者，腹泻的时间可能更长。

## 2. 小儿腹泻的常见原因有哪些?

腹泻的病因分为感染性和非感染性，首先要查明原因，对症治疗。

（1）非感染性原因

①喂养不当，如奶量增加太快、奶内加糖过多、突然更换牛奶以及增加辅食不当，未遵循"从少到多、由稀到稠"的原则。

②物理因素刺激，如喂食生冷食物、腹部受凉等。

③进食不洁、食物变质和胃肠道感染。

④食物过敏、原发性或继发性双糖酶缺乏、先天性乳糖酶缺乏症或各种原因所致的小肠绒毛萎缩，双糖酶缺失，使双糖吸收产生障碍，在肠腔内引起渗透压升高，不能吸收食物而导致腹泻。

⑤生理性腹泻，常见于6个月内的小婴儿，外观虚胖，生后不久即出现腹泻，无其他症状，食欲好，不影响生长发育。

（2）感染性原因：由消化道以外的全身性疾病引起，如细菌、病毒、真菌、寄生虫、肺炎、脑膜炎、败血症、感冒等均可引起腹泻。

### 3. 感染性腹泻有哪些种类？

感染性腹泻主要有细菌性腹泻、病毒性腹泻、真菌性腹泻以及儿童急性腹泻。由细菌引起的叫作细菌性腹泻，主要是由大肠杆菌、沙门氏菌等引起。由病毒感染引起的腹泻叫作病毒性腹泻，引起腹泻的病毒主要有轮状病毒、杯状病毒、肠道腺病毒等。真菌性腹泻是指由真菌感染引起的腹泻，它的致病菌主要有白色念珠菌、放线菌、新型隐球菌和毛霉菌等。还有会引起腹泻的寄生虫，主要是有小隐孢子虫、溶组织阿米巴等，它们是引起儿童急性腹泻的常见病因。

## 4. 轮状病毒肠炎能自愈么？什么情况下需要输液？

绝大多数轮状病毒感染的疾病会在一周左右自行痊愈。轮状病毒是一种自限性疾病，但并不意味着家长可以完全放任不管。如出现以下情况，父母需及时带孩子去医院。

（1）每1～2小时解一次水样便，甚至更频繁。

（2）呕吐12～24小时。

（3）超过4小时不排尿。

（4）皮肤干燥，哭的时候没有眼泪，水分摄入减少。

（5）持续发热2～3天，拒绝进食或喝水，便血等。

小儿在患病期间因为频繁出现腹泻和呕吐现象，造成了不同程度的脱水情况，首先采用的补液方法是口服补液盐（简称ORS），把1袋口服补液盐溶于250 mL温开水中，一天喝完。但是因为有些腹泻的宝宝不愿意喝水，精神也很差，有明显的脱水症状，如眼窝、前囟凹陷，哭时没有眼泪，皮肤弹性差等，这种情况下就需要通过静脉输液来进行补液。

## 5. 疾病引起的大便改变有哪些情况？

（1）大便为绿色水样或蛋花样，无脓血、腥臭，为细菌感染，以大肠埃希杆菌、肠产毒性大肠埃希杆菌、肠侵袭性大肠埃希杆菌、肠出血性大肠埃希杆菌和肠集聚性大肠埃希杆菌感染为主。其中以大肠埃希杆菌最常见，易出现脱水、酸中毒。

（2）水样大便，色淡、稀薄，或呈米汤样、次数多、无黏液、腥臭不明显，为病毒感染，以轮状病毒多见。柯萨奇病毒、埃可病毒、肠道腺病毒和星状病毒也可致新生儿腹泻，临床表现为起病急，有发热，伴有上呼吸道症状、呕吐。

（3）大便呈黄色或绿色稀水便，有时呈豆腐渣样，有较多泡沫和黏液，为真菌感染，以白假丝酵母菌最多，多继发于长期使用抗生素。

（4）黄白色或黄绿色水状粪便，多由滴虫感染所致；大便有恶臭味或血液，其中有大量脂肪粒存在，多由梨型鞭毛虫感染所致。

（5）陶土样大便一般考虑是胆道梗阻造成的，正常胆汁会通过胆道进入肠道，使大便颜色发黄，如果出现陶土样大便，则是胆道梗阻，胆汁没有经过肠道排出体外，而是经过血液吸收，进入血液以后出现黄疸。

（6）果酱样大便在临床上高发于肠套叠、阿米巴肠病以及肠肿瘤的病患中。对于肠套叠的患儿来说，发病半天就会出现果酱样大便。阿米巴肠病的患者最明显的症状也是果酱样大便。

（7）黑色柏油样大便是一种比较严重的疾病信号，出现黑色柏油样大便，很有可能意味着消化道出血，要及时采取治疗。

**6. 一天几次大便可定义为腹泻？**

一般一日三次以内排便是正常的，如一天之内排便次数超过三次，粪质稀薄，水分增加，排便量超过200 g且有未消化、脓血、黏液，呈黄色或黄绿色，稀水状或蛋花汤样，酸臭，以及奶瓣等胃肠道症状才判断为腹泻。腹泻既要考虑排便次数也要注意大便性状，有发热、腹痛、大便稀薄等不适需积极治疗。腹泻常伴有排便急迫感、肛门不适、失禁等症状。以腹泻为主，病因不同，症状轻重不等。轻者多因饮食因素或肠道外感染所致；重者多为肠道内感染所致，腹泻频繁，每天大便10次以上，多者达数十次，大便量也较多，常向外溅出，水样或蛋花汤样，黄绿色，混有黏液，亦有脓血。腹泻分为急性和慢性两类。急性腹泻发病急剧，病程在2周之内。慢性腹泻指病程在2个月以上或间歇期在2～4周内的复发性腹泻。

 **7. 如何留取大便标本？留取大便标本应注意哪些问题？**

孩子腹泻就诊时，通常都会要求留取大便送检，那么怎么留取大便标本呢？不同的标本类型留取的方法稍有不同，具体注意事项如下：

（1）常规、隐血标本：患儿排便于清洁便盆内，用检验匙取中央部分或异常部分如黏液脓血部分约5 g，置于标本容器内及时送检。

（2）培养标本：当患儿有便意时，排便于消毒便盆内，用无菌棉签取中央部分粪便或黏液脓血部分 2～5g。如患儿无便意，可用无菌长棉签蘸 0.9％氯化钠溶液，由肛门插入 4～5cm，顺一个方向轻轻旋转后置入无菌容器内送检。

留取大便时需要注意的是：采集隐血标本做化学法隐血试验时，嘱患者检查前 3 天禁食肉类，动物肝、血，含铁丰富的药物、食物，以及绿色蔬菜，3 天后采集，以免造成假阳性；患者腹泻时的水样便应盛于防漏容器中送检，宜用容器直接留取，不宜从尿片中留取，以免影响结果；灌肠后的粪便不宜作为检验标本；粪便标本应新鲜，2 小时内送检，不可混入尿液及其他杂物。

## 8. 小儿急性腹泻期间如何进行营养干预？

小儿急性腹泻期间营养干预措施有：合理饮食，维持营养，纠正水、电解质紊乱。

（1）一般情况下，母乳喂养儿应继续用母乳喂养，因为母乳中的免疫球蛋白含量比较高，有利于肠道的恢复。如果腹泻一周后没有好转，或者出现乳糖不耐受的可疑临床表现，如进食母乳后即出现水样腹泻，甚至合并脱水、酸中毒，粪便 pH 小于 5.5，粪还原糖试验阳性 ++ 以上，这时可转用无乳糖或低乳糖配方奶喂养。

（2）小于六个月的人工喂养儿或是六个月以上以乳类为主要膳食的婴儿，可转用无乳糖或低乳糖配方奶喂养。急性腹泻继发乳糖酶缺乏的患儿，乳糖酶恢复过程比较缓慢。如果继续用普通配方奶喂养，以及给予乳糖含量丰富的食物，将加重肠道负担，导致腹泻加重或迁延。无乳糖或是低乳糖配方奶中，以葡萄糖作为碳水化合物的来源，可以在不增加肠道消化吸收负荷的前提下，保证腹泻患儿的能量和营养素的摄入，有助于减轻病情，促进康复。腹泻缓解后 3 天可逐步转为常规配方奶喂养，未缓解者需要到专科医院进一步检查，针对病因进一步治疗，并配合适当的营养干预。

（3）六个月以上以辅食为主要膳食的婴儿可继续给予习惯的日常食物喂养，如粥、面条、烂饭、蛋、鱼末、肉末、新鲜果汁。但应避免高脂、高糖的食物和含粗纤维素的蔬菜和水果，且不应添加新的辅食。如进食量少，可增加喂养次数。

## 9. 小儿出现呕吐、腹泻时要如何喂养？

对于呕吐、腹泻的患儿，首先应充分评估有无脱水及脱水程度，补液纠正脱水。轻、中度脱水患儿，予低渗口服补液盐Ⅲ（即 ORS Ⅲ），重度脱水患儿应予静脉补液，一旦患儿可以口服，即给予 ORS Ⅲ，在累计损失量补足后尽早给予继续喂养。患儿应在脱水纠正后 3～4 小时及时给予喂养。对于无脱水的患儿，也应予多饮水或增加母乳喂养次数或口服 ORS Ⅲ预防脱水。

腹泻时应鼓励患儿多进食，继续饮食，满足生理需要，补充疾病消耗，以缩短腹泻后的康复时间。喂养原则是少量多餐，继续给患儿喂服其已经适应了的辅食，但应避免油腻、刺激性及容易过敏的食物摄入。如母乳喂养可继续，但是母亲需注意饮食；人工喂养也可继续，但需考虑病毒感染可继发乳糖不耐受，可添加乳糖酶或改为无乳糖奶粉喂养。

### 10. 小儿腹泻什么情况下应去医院就诊？腹泻严重时是不是可以使用抗生素治疗？

小儿腹泻如果出现以下情况，应立即送医院就诊：大便次数每日超过 7 ～ 8 次；大便为大量的稀水便或量少但含有脓血及黏液；伴有发热，有口渴、烦躁、哭闹、唇舌干燥、囟门及眼窝凹陷、皮肤提起放下后缓慢展平等脱水现象；如出现精神萎靡不振、嗜睡，尽管大便次数不多也不伴有发热也需立即送医院就诊。

小儿腹泻应根据引起腹泻的病原选择合理抗菌药物进行治疗。腹泻分为感染性和非感染性两类。一般来说 90％ 的腹泻不需要抗菌药治疗。水样便腹泻患者大多数为病毒或非侵袭性细菌感染所致，一般不常规使用抗生素，仅需对症治疗即可痊愈，对伴有明显的中毒症状的重症患儿、新生儿、免疫功能低下者才考虑应用抗生素。对于黏液便、脓血便或便常规显微镜下白细胞较多的患者，大多是侵袭性细菌感染所致，应选用抗菌性药物进行治疗。非感染性腹泻，是不需要用抗生素的。对于感染性腹泻，如果是细菌性的，可在医师的指导下，针对引起腹泻的病因，选用相应敏感的抗生素进行治疗。以下 3 种腹泻，不需要使用抗生素：病毒性腹泻，属于感染性腹泻，但服用抗生素无法起到抗病毒作用，可吃些收敛保护剂，如整肠生、思密达等；因食物过敏、环境因素或受凉引起的腹泻，勿用抗生素，可适当服些收敛剂；进食不干净食物引起的腹泻，无须用抗生素。小儿腹泻不能随意使用抗生素，以免破坏肠道内微生态平衡，导致菌群失调而加重腹泻。

## 11. 宝宝腹泻时可以添加辅食吗？应该吃些什么？

对于 4 ～ 6 个月以上的宝宝腹泻期间可以添加辅食，只是对辅食的要求很严格。高蛋白、高脂肪、高碳水化合物的食物不能吃。只能吃清淡、容易消化的食物，如营养米粉、粥、面条等，不含糖的小奶豆也可以吃。少吃多餐，不能吃水果，水果会加重腹泻。吃蔬菜也只能吃容易消化的蔬菜，如花菜、西兰花、大白菜等。

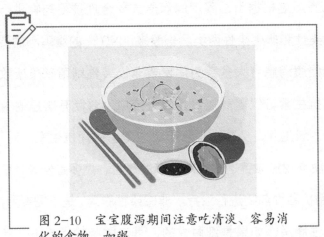

图 2-10　宝宝腹泻期间注意吃清淡、容易消化的食物，如粥

**12. 腹泻时要暂停母乳喂养吗？采取母乳喂养的乳母饮食上应注意什么呢？**

腹泻分为生理性腹泻和病理性腹泻两种。生理性腹泻多见于 6 个月以内的母乳喂养婴儿，生后不久即出现腹泻，但无其他症状，不影响生长发育，增加辅食后，腹泻逐渐好转。病理性腹泻主要是由于病毒或者细菌感染导致的腹泻。由于病毒性感染患儿常排水样便，一般没有其他不适感，患儿可通过饮淡盐水补充体内水电解质，防止因脱水导致的水电解质失衡。细菌性感染患儿常排黏液便或者脓血便，并且伴有腹痛、呕吐、发热、精神萎靡、食欲不振等现象，患儿需要检查大便常规，合理地选择抗生素进行治疗。母乳喂养儿可继续母乳喂养，但需暂停辅食。

母乳喂养时妈妈应该注意饮食的调理，忌食生冷、辛辣、刺激性的食物，如烧烤、火锅等。可以给妈妈补充些高蛋白，如吃肉制品，补充机体营养，还可以吃些富含微量元素的水果，来增加营养物质的摄入，这样可以增加婴儿的免疫能力，有利于生长发育。同时，应保证充足的睡眠，还有情绪上的放松。

## 13. 腹泻一定要吃特殊配方奶粉吗？

宝宝拉肚子，不是说一定要吃不含乳糖的特殊配方奶粉，但是如果孩子拉肚子时间长，吃了止泻药等还是没有很好的缓解，大便有泡沫，可能就是对母乳或者是普通奶粉里的乳糖成分不耐受。我们知道一般人体内有乳糖酶，可以消化吸收母乳或者是普通奶粉里的乳糖，宝宝拉肚子如果持续时间比较长，体内就会出现乳糖酶的暂时性缺乏，这时候宝宝就没有办法再消化吸收母乳或者是普通奶粉里的乳糖，就会导致腹泻好转不明显。在这种情况下，建议添加特殊配方奶粉，有利于腹泻的恢复，等到宝宝拉肚子好了，再慢慢从特殊配方奶粉转回普通奶粉或者是母乳。

## 14. 常用的腹泻药物有哪些？服用时需要注意什么？

腹泻最常使用的药物有蒙脱石散、益生菌、口服补液盐。

（1）蒙脱石散：是一种肠黏膜保护剂，服用后不吸收入血液，副作用相对较小，口服后可均匀地覆盖在整个肠腔表面，并维持 6 小时。主要用于急、慢性腹泻，尤其对儿童急性腹泻疗效为佳。空腹服用才有效果，口服该药前后 1 小时避免进食，一般来说是 50 mL 水冲一包制剂。很多家长不知道如何服用，仅配少量水给孩子喂，甚至和奶一起服用，都是没有效果的，如果配水太少，会导致药物附着在咽喉部、食管，引起呕吐。

（2）益生菌：是一类对宿主有益的活性微生物，进入肠道后有助于恢复肠道正常菌群的生态平衡，对因抗生素或其他化学原因导致的菌群失调症有显著疗效。但不少小儿家长常在应用这些药的同时使用抗生素。其实，抗生素在杀灭肠道致病菌的同时，也杀灭了这些有用的活菌。所以一定要将抗生素和益生菌隔开吃。

（3）口服补液盐：是世界卫生组织推荐用于治疗急性腹泻合并脱水的一种溶液，一般适用于轻度或中度脱水、严重呕吐者，重度脱水患者则需要去医院进行输液治疗。一袋口服补液盐需要整袋冲入 250 mL 温水中，不能拆分成半袋冲 125 mL 温开水。因为拆分不精确会影响到溶液浓度进而影响疗效，同样的，不能往配置好的溶液里添加糖、果汁、牛奶等其他物质。

## 15. 腹泻严重时孩子出现臀红怎么办？应当如何预防？

臀部皮肤发红处涂以 5% 鞣酸软膏或 40% 氧化锌油并按摩片刻，促进局部血液循环；局部皮肤糜烂或溃疡者，可采用暴露法，臀下垫尿布，不加包扎，使臀部皮肤暴露于空气中或阳光下。女婴尿道口接近肛门，应注意会阴部的清洁，预防上行性尿路感染。

预防臀红应注意：维持皮肤完整性，选用吸水性强、柔软的布质或纸质尿布，勤更换，避免使用不透气塑料布或橡胶布；尿布湿了及时更换，每次便后用温水清洗臀部并擦干，以保持皮肤清洁、干燥。

**16. 什么叫乳糖不耐受？有哪些表现？该怎么处理？**

乳糖不耐受，也称乳糖不耐受症，指患者无法完全消化乳制品中的乳糖，因此，在食用或饮用乳制品后会出现腹泻、腹胀、腹痛等消化系统症状。乳糖不耐受是由于乳糖酶分泌少，不能完全消化分解食物中的乳糖所引起的非感染性腹泻，另外还可以引起肠胀气及肠痉挛。母乳及牛奶中均含有乳糖。乳糖不耐受的患儿临床表现主要以腹泻为主，以及有腹胀、腹痛、恶心、肠鸣等消化道症状，可伴有易哭闹、呕吐等，偶发肠绞痛。

尿乳糖耐受检查可确诊乳糖不耐受。大便常规化验阴性、还原糖阳性、pH 值低也可提示乳糖不耐受。需要提醒的是，乳糖不耐受检测留尿前必须饮用一定量含乳糖的奶粉或牛奶，或者直接喂母乳，且最好留取饮用牛奶一小时后的尿液，因为太早或太晚，尿中半乳糖的含量都会严重受影响，导致检验结果不能反映身体的真实情况而误导临床医生。对于无检查条件的宝宝，在更换无乳糖配方奶后症状缓解，换回普通配方奶或母乳喂养后又出现症状时，可考虑患儿发生了乳糖不耐受。

乳糖不耐受一般分为三种：先天性乳糖酶缺乏、继发性乳糖酶缺乏、成人型乳糖酶缺乏。先天性乳糖酶缺乏属于常染色体隐性遗传，我国新生儿的乳糖不耐受多属于此类。继发性乳糖不耐受多发生在肠炎后，小肠绒毛顶端在肠炎时受损伤而出现酶的缺乏，而由于绒毛需要修复后才能分泌乳糖酶，因此一般需 15 天～ 2 个月才能恢复乳糖耐受。乳糖不耐受的患儿如果没有任何临床症状，或者大便次数不多且不影响生长发育，无须特殊治疗。若腹泻次数多，体重增加缓慢则需调整饮食，予以无乳糖饮食喂养。母乳或牛奶喂养宝宝，需更换无乳糖奶粉喂养，直至大便性状正常后 5～7 天可逐渐过渡至正常饮食，但无乳糖奶粉喂养时间最长不应超过 1 个月。另外可以适当选择一些替代食品，如豆浆、酸奶及谷类，但不能长期食用。对于不愿意停母乳的宝妈，可以尝试选择口服乳糖酶（每次喂奶前均需服用），对部分宝宝效果明显。若服用 3～5 天症状无明显改善则仍建议更换无乳糖奶粉喂养。

## 17. 腹泻患儿为什么要补锌？

腹泻是婴幼儿常见病之一，迁延性腹泻病占腹泻病的 9% 左右，是导致小儿营养不良的主要原因，在腹泻期间及腹泻后常出现锌缺乏。锌是一种广泛存在于体内，且具有多种作用与功能的微量元素，在细胞的增殖与分化的基本过程中起着重要作用。锌参与维持离子通道和生物膜的完整性，参与酶的合成与激活，促进生长发育，促进创伤愈合。

补锌治疗是所有急慢性腹泻的标准治疗，补锌不是为了增加孩子食欲，而是考虑到锌能影响免疫功能、小肠结构或功能、腹泻期间上皮修复过程，补锌可促进肠黏膜的快速修复，防止腹泻复发。一般每天补充锌元素 10 ～ 20mg，连用 10 ～ 14 天，可以缩短腹泻的病程、减轻腹泻症状，同时可降低以后 2 ～ 3 个月内儿童再发腹泻的风险。

## 18. 护理腹泻患儿应注意什么？腹泻好转可以马上补充高营养吗？

腹泻病，是一组由多病原、多因素引起的，以大便次数增多和大便性状改变为特点的消化道综合征，是我国婴幼儿最常见的疾病之一。6个月至2岁婴幼儿发病率高，1岁以内约占半数，是造成儿童营养不良、生长发育障碍的主要原因之一。家长一定要及时对小儿腹泻进行对症的治疗和护理，科学的护理可以让患者更早地恢复。那么如何进行护理才科学有效呢，有以下几点需要注意：

（1）不要因为腹泻就停止对小儿的日常喂养。婴儿在腹泻期合理饮食，既可帮助缩短病程又能补充必需的营养，可以将因腹泻给身体带来的影响降至最低。有些家长可能会选择对小儿禁食的护理方式，这种做法是不科学的，因为小儿在腹泻之后，身体会流失大量的无机盐、水分等成分，此时如果盲目禁食，则会导致中断小儿相关急需的营养元素的摄入，对小儿的恢复以及健康来说反而有着负面的影响，因此，在小儿腹泻护理期间，应科学喂养，这样有利于小儿身体所需物质的及时补充，有利于缩短身体恢复的时间，促进小儿消化系统正常的自我规律调节。一般来说，由于小儿大多为三岁以下，可能还处于母乳喂养期间，因此，应继续定时对小儿进行纯母乳的喂养，做到少量多餐，如果是奶粉喂养的话，可以选择无乳糖奶粉喂养，必要时予以深度水解奶粉喂养。

（2）在急性腹泻初期尽量少用止泻剂。小儿出现急性腹泻的时候，排便的次数会异常增多，因此许多家长会非常紧张，可能就会认为小儿一直这样腹泻对身体的影响很大，甚至可能导致身体虚脱，因此有部分家长可能会考虑给小儿服用止泻剂，但是在科学护理方法上，这种方式是不建议的，因为急性腹泻一般只持续不到两周，腹泻的行为也可以帮助小儿排出体内的毒素，毒素排出后也有利于小儿后期的自我恢复。因此小儿腹泻之后可以不急着去止泻，而是在可控范围内对其进行其他方式的护理，如避免小儿因腹泻引发脱水以及营养不良。

（3）抗生素要慎重使用。小儿腹泻可以由多种原因所致，比如生理性腹泻、食物过敏、病毒感染、细菌感染等，在非细菌感染的情况下使用抗生素不仅起不到多大的作用，还可能对小儿的身体带来其他不良的后果。因为人体的肠道中存在多种类型的细菌，多种细菌的存在可以使身体处于一种相对平衡的状态。而使用抗生素可能会破坏体内菌群平衡的状态，导致身体出现其他异常情况。

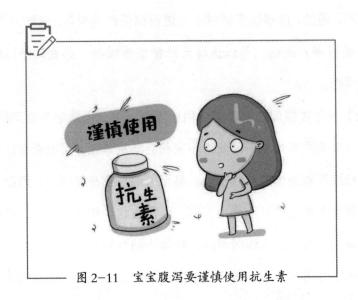

图 2-11　宝宝腹泻要谨慎使用抗生素

（4）做好隔离，防止交叉感染。对于小儿感染性腹泻，一旦出现，就做好严格的隔离防护措施，可以避免出现交叉感染，从而切断腹泻的传播。医护人员以及家长日常在接触了小儿之后，都要严格执行消毒操作。日常要注意活动环境的卫生，体质差的小儿要进行适当的锻炼，不断强化自身的体质，增加免疫力，降低其他症状出现的风险。

（5）调整饮食结构。小儿在急性腹泻早期，日常饮食还是要考虑从口进食。呕吐非常严重，不得已需要暂停进食的情况除外，其他的小儿均可以正常地经口进食。如果小儿是轻度的腹泻，则日常以清淡、易消化的食物为主，不能吃一些油腻的、生冷的和不易消化的食物。纯母乳喂养的小儿还是考虑选择母乳喂养，若以辅食喂养可喂稀饭、牛奶等，对已经断奶的小儿可以考虑喂食米汤、稀饭、豆浆等。重症腹泻的小儿在禁食5小时之后，应根据身体恢复情况及早地给予少量母乳或者米汤等半流质、流质食物来补充身体所需。根据长期临床护理可知，早期恢复正常进食者食欲恢复快、体力恢复早，身体能尽早恢复正常的生长，尤其是那些免疫力低下的小儿，尽早地恢复正常的饮食才能对其后期身体的发育影响更小。

（6）观察排尿及大便情况。小儿身体内含水量比重达到体重的75%左右，尿少是急性腹泻小儿的一个明显症状，尿量又是判断是否补液的主要依据之一。从排尿时间及尿量可以直接观察到患儿的脱水程度和脱水性质。如果小儿尿量明显降低，说明其脱水情况较重，如果皮肤弹性较差，小儿比较容易渴且尿量少，则为高渗性脱水。另外，家长应当密切关注患儿的大便情况，包括大便的次数、量、性状、颜色、气味等，同时进行粪便标本的采集，送到医学实验室进行检验。并根据小儿的具体情况来补充水分和其他营养物，从而避免小儿出现虚脱的可能。

（7）对症护理

①口腔护理：由于小儿年龄较小，其口腔黏膜娇嫩，特别是小儿机体抵抗力相对低下或者是根据情况应用了一定的抗生素后，病菌更容易在其口腔内繁殖，所以此时更需要经常保持小儿口腔的清洁。如果小儿经常呕吐则应多喝含碳酸氢钠的温开水，避免出现鹅口疮，如果出现鹅口疮可用制霉菌素涂抹。

②加强小儿臀部的护理：由于急性腹泻小儿大便的次数增多，比较容易出现红臀或者尿布湿疹的情况，此时需要勤换尿布，每次大便后可用水洗净并擦干臀部，再涂紫草油。尿布宜选择柔软、易吸收水分的。

③小儿呕吐护理：呕吐时，头偏一侧，防止引起呕吐物吸入性肺炎。

如果宝宝出现反复高热、抽搐、剧烈呕吐、频繁腹泻，无法进食口服补液盐、哭时泪少甚至无泪、无尿、腹胀、精神萎靡不振、皮肤出现花纹样改变或突然出现阵发性哭闹不安等表现，应立即将宝宝送医院就诊。

有些家长心疼宝宝腹泻后瘦了，于是宝宝病情刚一好转，就赶紧给宝宝喂各种肉食、鸡蛋等高蛋白、高脂肪的食物，想以此来弥补宝宝腹泻造成的营养损失，其实这么做是不科学的，这样反而会加重宝宝胃肠的负担，使腹泻迁延。

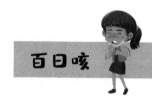

百日咳

 **1. 什么是百日咳?**

百日咳是由百日咳杆菌引起的急性呼吸道传染病，一年四季都可以发生，但冬春季多见。如果没有经过治疗，咳嗽症状常常经久不愈，可以持续2～3个月，所以取名"百日咳"。婴幼儿发病较多，自从普及百日咳疫苗的预防接种，百日咳的发病率已明显下降。但是近20年全球百日咳出现了上升趋势，也就是"百日咳再现"，而且发病年龄从婴幼儿转为各个年龄阶段都有，其中小于6月龄的婴儿和青少年、成人病例占多数。

典型的百日咳初期有低热、轻咳、流涕、喷嚏、乏力等类似感冒症状，持续3～4天热退，但咳嗽逐渐加重。发病的7～10天，出现典型的百日咳痉挛性咳嗽，发作时，会咳嗽10余声或20～30声，患儿面红耳赤、张口伸舌、身体弯曲前倾、涕泪交流、表情痛苦，咳嗽严重的口唇发紫、大小便失禁，直到吐出黏稠痰液和胃内容物后咳嗽停止，部分病人伴有鸡鸣样尾音。一般白天咳嗽少，晚上咳嗽多（昼轻夜重）。在情绪波动、恐惧、烦躁、哭吵、冷空气刺激、闻到消毒水等异味、室内有人抽烟、进食、检查咽部等时可以诱发咳嗽。大部分孩子不咳嗽时神情活动如常，饮食良好。

婴儿和重症患儿容易并发肺炎、脑病。少数婴幼儿和新生儿因为剧烈咳嗽和呼吸道分泌物阻塞而引起窒息，并且这种情况常常在夜晚发生，如果抢救不及时，可窒息缺氧，危及生命。经过 2～6 周的痉挛性咳嗽期，如果没有并发症，咳嗽逐渐减少直至痊愈。表现为检查血常规有异常，一般白细胞明显增高，淋巴细胞百分比增高。

3 个月以下小婴儿痉挛性咳嗽常常不典型，多见咳嗽数声后口唇发紫、气促、窒息等。6 岁以上儿童及成人症状也不典型，没有痉挛性咳嗽，多表现为长期咳嗽不愈，吃阿莫西林或头孢类药物疗效不好，检查血常规里的白细胞也不升高，这种情况容易被误诊为支气管炎或肺炎。

## 2. 百日咳痉咳时需要处理吗，还是可以自行缓解？

百日咳是由百日咳杆菌引起的急性上呼吸道传染病，婴幼儿多见，婴儿患百日咳后常常表现为阵发性、痉挛性的咳嗽，鸡鸣样吸气吼声，部分患儿还伴有呕吐，病程可长达数周至 3 个月左右，因此有"百日咳"之称。本病传染性强，患儿的年龄越小，病情越重，重症患儿可并发肺炎、百日咳性脑病甚至肺动脉高压，严重者可致死亡。全年均可发生，以冬春季多见。

百日咳咳嗽有昼轻夜重、宝宝年龄小、咳嗽频繁易窒息的特点，所以，孩子患百日咳后家属应专人守护，出现痉咳时采取头低位，患儿臀部抬高 30°，空心掌手法有节律地由下而上轻拍背部，以利痰液流出，并及时擦拭口鼻分泌物，床旁应常规准备吸引器，当有痰咳不出时立刻用吸引器吸痰，防止窒息，同时慢慢旋转吸痰管，减少刺激导致的咳嗽加重。因痉咳剧烈时易导致呕吐的发生，应嘱咐家属采取正确的喂奶方式，少量多餐，保证温度适宜，过凉或过热的饮食均可诱发咳嗽或呕吐，在每次喂奶后应轻拍患儿背部将气体排出，尽量采取右侧卧位，呕吐时将头转向一侧，及时清除呕吐物，注意保持呼吸道通畅。对于痉咳频繁者，遵医嘱睡前予以镇静剂，以保证患儿的休息和睡眠。

### 3. 小儿咳嗽时间久了就是百日咳吗？百日咳一定会咳100 天吗？

并不是小儿咳嗽时间久了就一定是百日咳，引起小儿咳嗽的原因有很多，常见原因包括呼吸道感染、哮喘、过敏、异物、先天性呼吸道异常等。而引起呼吸道感染的病原体又有很多种，百日咳杆菌只是其中的一种。要根据患儿的临床表现和检查来判断是否为百日咳，千万不能盲目治疗。

百日咳并不是说要咳满 100 天，是因为本病病程可以长达 2～3个月，所以才叫"百日咳"。但是经过早期有效治疗和护理，是可以缩短百日咳的病程的。

## 4. 百日咳患儿需要住院吗？百日咳的隔离期是多久？

不是所有的百日咳患儿都需要住院，是否需要住院治疗，需要根据疾病程度、患儿的体质、患病时间来决定。轻度的百日咳不用药也可以自行恢复，不需要住院治疗。如果单纯通过口服药物或其他物理治疗措施，效果不明显的需要住院，按照疗程正规用药，尤其是小于3月龄的婴儿和新生儿，发病时常常病情较重，易并发肺炎和脑病，或白细胞显著增高，甚至肺动脉高压，可能危及生命，因此建议住院治疗。百日咳的隔离期为有效抗生素治疗后5天或无抗生素治疗起病后21天。

## 5. 百日咳患儿出院后为什么病情容易反复？护理时需注意什么？

百日咳是一种有传染性的疾病，而且整个病程比较长，可持续三个月左右，所以在出院后的恢复期内，多数宝宝的咳嗽还是会存在的，但相较于痉挛期，咳嗽的次数、程度都会明显下降。康复期间，尽管咳嗽有所缓解，但家属不可轻视，恢复期如遇粉尘、雾霾、呼吸道感染或免疫力下降等情况，可使咳嗽进一步加重，病情出现反复。

百日咳是一种常见的传染病，作为家长，对于宝宝一定要精心护理，特别是对于患有百日咳的婴幼儿，应专人护理，及时隔离，室内保持空气流通，将房间温度控制在22℃～24℃，湿度保持在50％～60％，使患儿能够呼吸到新鲜的空气，衣服、被褥勤洗勤晒，保持清洁，注意休息。宝宝患病期间，家属应观察患儿咳嗽频率、程度，对伴有喘息性支气管炎患儿，在痉挛性咳嗽的同时观察呼吸频率、深浅度、三凹征及喘鸣音变化。

百日咳患儿痉咳时常常伴有呕吐，长此以往，易出现营养不良，影响到身体发育，同时还会影响到患儿治疗，因此要注意合理饮食，为了保证患儿营养，应少量多餐地给予营养丰富、易消化的饮食，忌食生冷、辛辣的食物，母乳者坚持母乳喂养，人工喂养者应合理添加辅食，同时应防止各种诱发痉咳的刺激因素，如遇患儿痉咳，应立即协助患儿侧卧或将患儿抱起，协助有效拍背，帮助患儿进行排痰，避免呼吸道分泌物多引起窒息，根据病情遵医嘱酌情使用镇静剂。

猩红热

### 1. 什么是猩红热？感染了猩红热应当怎么护理？

猩红热是一种由 A 组 β 溶血性链球菌感染导致的急性呼吸道传染病。主要症状为：发热、咽痛、皮疹、草莓舌，疹退后脱屑或脱皮。中医常称之为"烂喉痧"，全年散发，冬春多见。

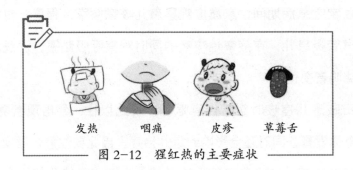

发热　　咽痛　　皮疹　　草莓舌

图 2-12　猩红热的主要症状

A 组 β 溶血性链球菌可产生数种毒素及酶：

（1）链球菌致热外毒素（红疹毒素）：可致发热及皮疹，皮疹一般为粟粒状红色小丘疹，初见颈部、腋下或腹股沟，24 小时遍布全身，多在发热第二天后产生，有明显痒感。

（2）溶血素 O 及 S：可溶解红细胞、损伤血细胞及心肌组织，2～3 周后可在血液中检查到抗溶血素 O 抗体。

（3）链激酶。

（4）链道酶。

（5）透明质酸。

（6）蛋白酶。

链激酶、链道酶、透明质酸及蛋白酶均有助于细菌在组织中扩散。

猩红热主要传染源为猩红热患者、链球菌咽峡炎患者及健康带菌者。主要经空气飞沫传染，也可经皮肤伤口或产道感染，称之为外科猩红热或产科猩红热。一般发病年龄多在 15 岁以下，3～7 岁最常见，潜伏期 1～7 天，大多预后良好，少部分起病 2～3 周后可继发风湿热或肾小球肾炎。

怀疑或确诊为猩红热后，应当予以呼吸道隔离，保证休息，不宜剧烈运动，严重者需卧床，饮食以软食或半流质饮食为主，适当多饮水，高热时及时使用布洛芬退热。皮疹痒感明显可以尝试使用炉甘石洗剂外用，或口服西替利嗪或氯雷他定等抗组胺药品。疑患此病应当及时去医院就诊，轻者可居家口服抗生素治疗，抗生素首选青霉素，也可选用头孢类抗生素，一般疗程为 10 天左右，重者需住院系统治疗，密切接触者应口服青霉素或头孢类抗生素，也可注射一针长效青霉素用以预防。

 **2. 猩红热治愈后还会复发吗?**

猩红热是可以复发的。A 组 β 溶血性链球菌因其能分泌多种致病因子及毒素的特性，感染后不仅有发热、皮疹、头晕乏力等中毒样症状，还会导致化脓性病灶经筛窦播散到颅内，造成化脓性脑膜炎、脑脓肿、静脉窦血栓等。经血行可播散至全身各个组织器官引起迁徙性脓肿，如化脓性关节炎、骨髓炎、心包炎、肝脓肿等严重的感染。故而临床医生及科研工作者经多年的研究，制定了有效抗生素疗程必须不少于 10 天的治疗方案，否则难以清除组织内细菌感染，现在很多人颇为忌讳使用抗生素，或不能坚持足疗程使用抗生素，往往导致猩红热复发。

**3. 感染了猩红热会得肾病吗?**

感染了猩红热是有可能得肾病的，确切地说是急性链球菌感染后肾小球肾炎。目前认为所有链球菌、致肾炎菌株均有共同的致肾病抗原成分，与机体产生的抗体形成抗原－抗体免疫复合物，可沉积于肾小球，激活补体系统等炎症反应，而导致急性肾小球肾炎。一般多在猩红热感染后 2～3 周出现，如出现血尿、少尿、水肿、高血压等症状，就要考虑肾小球肾炎的可能，应及时住院治疗，一般 95% 以上的肾小球肾炎患者预后良好。经有效抗生素正规、足疗程的治疗，可尽早地清除链球菌，减少免疫复合物的形成，从而降低肾病的发生。

 **4. 猩红热皮疹多久可以消退? 猩红热脱皮怎么护理?**

猩红热皮疹一般于病程 3～4 天时开始消退，大多于一周内完全消退。一般病程一周左右热退后开始脱屑，严重者可出现手脚有手套样或袜套样脱皮，可持续 6 周，不会引起色素沉着。

出现脱皮后，要保持局部卫生，可涂温和的凡士林或液体石蜡，避免使用有刺激性的护肤品，叮嘱孩子不要刻意用手去撕扯脱皮，任它自行脱落就好，必要时在家长陪同下可以用消毒后的剪刀修剪大块脱皮。

**5. 猩红热患者在饮食上需要注意什么?**

猩红热是一种急性呼吸道传染性疾病,猩红热患者除了要接受科学规范的诊疗以外,饮食上的调理也非常重要。首先,要避免辛辣、刺激的食物,尽量做到清淡饮食、均衡营养。要多吃一些富含优质蛋白质的食物,如猪肉、鸡肉(公鸡肉除外),可以补充人体必需氨基酸。其次,就是进食碳水化合物、新鲜的水果蔬菜,并补充微量元素,增强人体的免疫力,促进疾病的恢复。

注意以下食物不要吃:

(1)发物:食入发物会使体温升高,皮疹加剧,病情加重,这类食物有狗肉、羊肉、雀肉、公鸡肉、黑鱼、鲫鱼、海鳗、虾、蟹、香菜、南瓜等。

(2)辛辣之物:辛辣之物也助火,并直接刺激咽喉部,导致扁桃体疼痛加剧,这类食物有辣椒、辣酱、辣油、芥末、榨菜、咖喱、生姜、大葱、五香粉等。

(3)过甜过咸的食物:过甜的食物多食后会助长机体温热,并导致消化不良、食欲减退,如巧克力、糖球、水果糖、奶糖、过甜的糖水、未经稀释的蜂蜜等;过咸的食品有咸鱼、咸菜、腌肉等,这类食品能刺激咽喉,使黏液分泌增多,加重病情。

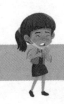

**结核病**

### 1. 小儿感染结核会出现哪些症状？结核病有多少种类？

小儿感染结核菌后出现的结核病，包括肺结核跟肺外结核，肺外结核有结核性脑膜炎、淋巴结结核、骨与关节结核、腹腔结核等。由于肺结核占了多数，所以，临床把肺结核作为重点来关注。肺结核跟其他的肺外结核在症状上有相同的地方。常见的有：

（1）发热，又叫午后低热，见于吃完中饭与吃晚饭之间。一般来说体温呈低热状态，不超过38.5℃，甚至低于38℃。

（2）乏力：身体没有力气，工作和生活上都感到疲累。

（3）盗汗：夜间睡眠之后浑身出汗。

（4）体重减轻。

（5）咳痰、咳嗽：会持续2～3周的咳嗽。如果咳嗽大于3周，这个时候强烈建议到医院就诊检查。

（6）全身性表现，如胳膊、腿上会出现红斑，个别患者有结膜炎的表现。

## 2. 小时候打了卡介苗，还会得肺结核吗？

卡介苗接种不能预防结核杆菌感染，但可延缓在宿主肺部和淋巴结原发感染灶菌落的生长，并预防大范围的淋巴性、血源性播散，对较严重类型的结核病（结核性脑膜炎和粟粒性结核病）提供较好的保护，尤其是婴幼儿期。疫苗诱导的保护效果可随时间的流逝而减弱、消失，因此，卡介苗不能防止潜伏性结核的复燃。但专家们目前达成的共识是，接种卡介苗对某些疾病是有作用的，如重症病例、血行播散性肺结核、全身播散型结核病。目前，接种卡介苗能够保护病人不得重症，但是，对于普通结核病的发病保护力度不够。虽然说不是接种了卡介苗就一定不会得肺结核，但是卡介苗还是要接种。

## 3. 只要是结核病都有传染性吗？都需要住院治疗吗？

结核病是全身性疾病，包括肺结核及肺外结核。患活动性肺结核的成人和青少年是儿童结核病的主要传染源。其传播途径包括：

（1）呼吸道传播：主要经呼吸道飞沫传播，肺结核患者咳嗽可将病菌排至空气中，儿童与患者密切接触易造成感染。

（2）消化道传播：摄入混有结核分枝杆菌的食物或使用被污染的餐具时，致病菌可侵入消化道肠壁淋巴滤泡，造成感染。

（3）母婴传播：孕妇患肺结核或生殖器官结核时，结核分枝杆菌可通过胎盘损伤处经脐静脉感染胎儿，或胎儿吞入感染性羊水而感染，这是宫内感染结核病的主要感染途径。

（4）其他途径：少数病例可通过伤口或损伤的眼结膜感染。

未经治疗的活动性肺结核传染性最强，一般正规治疗1个月后，肺结核传染性会大大降低。其他肺外结核（如骨结核）基本无传染性。结核是全身性疾病，包括肺结核及肺外结核。其中，只有活动性肺结核有传染性，而肺外结核一般没有传染性。所以，如果得了骨结核、淋巴结核、肠结核等肺外结核不用担心传染性的问题。当然，也不是所有肺结核都具有传染性，活动性肺结核的病菌通过咳嗽、咳痰、打喷嚏传到空气中以后，才能传播给别人，这种传播率占30％～40％。换句话说，在所有肺结核里面只有30％～40％具有传染性，所以，并不是所有肺结核都有传染性。

结核病的治疗主要是口服药物，疗程长，故并不是一定要住院治疗，如果一般情况好，可居家治疗，定期复查。如病人处于疾病进展期或者有并发症需要特殊处理，则需要住院留观治疗。

 **4. 小儿患了结核病需要"忌口"吗?**

很多人认为，患了结核病要"忌口"，不能吃肉类、鸡蛋、牛奶等，这些观点是错误的，结核患儿应该进食营养丰富的食物，如鸡蛋、牛奶、瘦肉、鱼虾等含动物性蛋白质的食物、谷类、蔬菜及水果，合理搭配，少量多餐，保证营养需求。避免食用刺激性食物（太辣或太咸），引起咳嗽加重；油炸、油腻食物也会加重肝脏负担，应少吃；不新鲜的鱼类、海鲜容易引起过敏，服药期间不建议食用。

## 5. 怎样服用抗结核药? 抗结核药要服用多久?

抗结核治疗常用的口服药物有：异烟肼（INH 或 H）、利福平（RFP 或 R）、吡嗪酰胺（PZA 或 Z）、乙胺丁醇（EMB 或 B）以及链霉素（SM 或 S），其中异烟肼及利福平建议晨起空腹顿服，整个治疗方案应该遵循如下原则：

（1）早期治疗：早期病变中的细菌多，生长繁殖迅速，代谢活跃，药物最易发挥作用。

（2）剂量适宜：既能发挥最大杀菌或抑菌作用，同时患儿也能耐受，副作用不大。

（3）联合用药：联合用药可针对不同代谢状态的细菌进行治疗，以达到强化疗效的目的，联合用药也可防止耐药性产生。

（4）规律用药：用药不能随意间断。

（5）坚持全程：化疗要坚持全程，目的在于消灭持存菌，防止复发。

（6）分段治疗

①强化阶段：用强有力的药物联合治疗，目的在于迅速消灭生长分裂活跃的细菌，一般为 2～3 个月，是强化治疗的关键阶段，强化阶段一般联合使用异烟肼、利福平、吡嗪酰胺或链霉素。

②巩固（继续）阶段：目的在于消灭持存菌，巩固治疗效果，防

止复发，一般为 6～9 个月，巩固阶段一般使用异烟肼、利福平。

根据世界卫生组织制定的第四版《结核病治疗指南》，对于肺结核及淋巴结核，建议 2 个月强化治疗（2 HRZE）加 4 个月巩固治疗（4 HR）共 6 个月疗程的方案；而对结核性脑膜炎和结核性骨关节炎，建议 2 个月强化治疗（2 HRZE）加 10 个月巩固治疗（10 HR）共 12 个月疗程的方案。

## 6. 抗结核药对小儿身体损害大吗？怎样可以防止抗结核药损害小儿身体呢？

目前抗结核药对身体都会有一定的毒副作用：异烟肼最常见的副作用是周围神经炎；利福平最主要的副作用是胃肠道反应、肝功能损害和过敏反应；吡嗪酰胺最常见的副作用是肝功能损害、胃肠道反应和高尿酸血症；乙胺丁醇最常见的副作用是视神经炎；链霉素最常见的副作用是耳毒性和肾毒性。所以在进行抗结核药治疗的过程中，需要定期监测肝肾功能等，并且注意观察药物的不良反应，如果出现药物的毒副作用，根据患者的具体病情需调整抗结核治疗方案。

防止损害身体必须正确服用抗结核药，具体注意事项如下：

（1）联合用药可以减少或者延缓耐药菌株的出现，并能依靠菌源的不同而增强疗效。

（2）要同时使用起到杀菌和抑菌作用的两种或者两种以上的药物。

（3）要进行肝肾功能检查，以便及早发现对肝肾功能的损害。

（4）要了解所用药物的不良反应，一旦出现应及时处理。

（5）严禁与硫酸亚铁、氢氧化铝、麻黄碱、阿托品、颠茄酊这些药物同时服用，有肝肾功能障碍、癫痫以及惊厥史的患儿要慎用。

（6）用链霉素过程中应经常询问孩子是否有耳鸣、重听、眩晕等表现，若有应立即停药。

（7）异烟肼、利福平应空腹服用。

## 7. 为什么婴儿刚出生就要接种卡介苗？卡介苗需要接种几次？

卡介苗也就是预防结核的疫苗，新生儿对各种疾病（包括结核病）的抵抗力都很差，抗结核的特异性细胞免疫不能从母体带给婴儿，如果一旦感染结核菌就很容易发生血行播散，引起粟粒性肺结核和结核性脑膜炎这两种最严重的结核病，死亡率也最高，接种卡介苗可以防止结核菌血行播散，因此可以预防粟粒性肺结核和结核性脑膜炎。

我国原卫生部于1997年8月发布了《关于停止卡介苗复种的通知》，提出了进行初种卡介苗的儿童不再进行复种。停止卡介苗复种后，没有发现因为停止复种卡介苗而出现结核疫情的波动，而且停止复种还大大减少了因接种引起的副反应。所以预防结核的疫苗只需要接种一次就可以了。

## 8. 出生时没有接种卡介苗应该补种吗?

出生时没有接种卡介苗是否应该补种要根据年龄而定：≤3个月可以直接补种；3个月～3岁要先做PPD皮试，如果PPD皮试阴性就需要补种，如果PPD皮试阳性就不需要补种；≥4岁的儿童和成人是不需要补种卡介苗的。

目前使用的预防结核病的疫苗是卡介苗，卡介苗是预防小儿结核病的有效措施，但卡介苗的预防作用是有限的。一方面，卡介苗接种后产生的保护作用不可能达到100％；另一方面，卡介苗主要是预防重症结核病，如粟粒性肺结核和结核性脑膜炎，对其他普通结核病预防作用有限。

## 9. 儿童结核病有哪几种传播途径? 肺结核传染性强吗?

儿童结核病传播途径有4种，其中，呼吸道是主要的传播途径，小儿吸入带结核分枝杆菌的飞沫或尘埃后即可引起感染，形成肺部原发病灶；其他途径如饮用带菌的牛奶经消化道感染，患病孕妇经胎盘引起母婴间传播，经皮肤伤口感染的则较为少见。

肺结核传染性根据病情不同传染性不一，如果是痰菌阳性的肺结核病病人传染性强；痰菌阴性的肺结核病人或规范治疗2周后的病人传染性弱。

**10. 儿童结核病有哪些症状?**

儿童结核病临床症状多种多样，轻重不一，部分可以无症状或症状轻微而被忽略。儿童因为不会吐痰，所以很少能看到痰中带血的情况，小婴儿也不会喊胸痛；加之儿童新陈代谢快，汗多，比较难观察到盗汗现象，并且儿童肺结核的胸部 CT 改变也不如成人典型，这都造成儿童结核病更为隐匿，更难被诊断。

儿童肺结核症状主要以咳嗽为主，咳嗽有轻有重，小年龄儿童仅表现为口吐泡沫等非典型咳嗽症状；还可有结核中毒症状，如发热、盗汗（也就是夜间出汗）、不爱吃东西、乏力、体重下降、生长缓慢等。急性粟粒性肺结核是严重的肺结核，除了以上表现，还常伴有气促、呼吸困难等。结核性脑膜炎是最严重的结核病之一，最初表现为性格改变，还有轻微发热、呕吐、嗜睡，年龄大的孩子会说有头痛，严重者出现抽筋、昏迷、肢体瘫痪等。其他骨结核症状主要有骨骼疼痛、活动障碍等。

 **11. 儿童肺结核怎么诊断?**

肺结核是一种传染病，儿童感染肺结核一般是从家庭成员、同学、老师等处传染而来，如接触过肺结核病人对诊断很有帮助。此外儿童肺结核有咳嗽、干咳无痰，还可以有发热、盗汗、食欲差、乏力、体重下降等结核中毒症状。PPD 皮试硬结 ≥ 15mm，或除硬结外，还可见水疱及局部坏死为强阳性，PPD 强阳性提示结核活动性感染。其他检查如胸片，肺部CT，痰液、胃液涂片染色，结核杆菌培养，结核感染T细胞斑点试验，周围淋巴结活检、胸膜活检、肺活检等都可以帮助诊断肺结核。

## 12. 小儿结核性脑膜炎是什么样的病？

极少数结核病会发展为结核性脑膜炎，以1～5岁的小儿多见，最初表现为性格改变，如平时活泼的孩子突然变得安静、不爱活动、不爱说话，平时懂事的孩子变得烦躁、爱哭闹等，此外，还有轻微发热、呕吐、嗜睡，年龄大的孩子诉说有头痛，严重者出现抽筋、昏迷、肢体瘫痪等。怀疑结核性脑膜炎需要做腰椎穿刺、头部CT、脑电图检查来诊断是否患病。如果诊断治疗不及时或病情发展很快，病死率较高，幸存者可遗留脑积水、肢体瘫痪、智力低下、失明、癫痫等后遗症。所以结核性脑膜炎一定要早发现、早诊断、早治疗。

## 13. 得了肺结核可怕吗？

肺结核是比较常见的一种呼吸道传染病，具有传染性。主要的症状有咳嗽、低热、盗汗、乏力、消瘦等。如果到正规医院在医生指导下及时、规范治疗，是可以治愈的。但是如果没有及时发现、未接受治疗或延误治疗，病情可能加重，导致咳嗽剧烈、咯血、严重营养不良，出现呼吸增快、呼吸困难、口唇发紫，发展为呼吸衰竭甚至死亡；肺结核未经及时治疗还可发展为结核性脑膜炎等，出现抽搐、昏睡、昏迷，危及生命，病死率较高，幸存者可遗留脑积水、肢体瘫痪、智力低下、失明、癫痫等后遗症。

因此，得了肺结核并不可怕，只要及时诊断、规范治疗，是可以治愈的。

## 14. 不发烧能排除肺结核吗？为什么有的肺结核患者不咳嗽？

肺结核一般起病缓慢，午后低热；婴幼儿或者症状较重的可急性起病，表现为高热，达到 39℃～40℃；有些孩子也可能不发热。所以不发烧不能排除肺结核。

肺结核表现多种多样，可有发热、咳嗽、食欲差、疲倦无力、夜间出汗、消瘦，也有症状不典型者没有咳嗽表现；小年龄儿童仅表现为口吐泡沫等非典型咳嗽症状，所以，不是所有肺结核患者都会咳嗽。

## 15. 肺结核咳嗽和普通咳嗽有什么区别？

肺结核咳嗽一般干咳无痰，少数痰中带血，小年龄儿童仅表现为口吐泡沫等非典型咳嗽症状。如果结核引起的胸内淋巴结压迫气管或支气管，可以出现痉挛性类似百日咳样咳嗽或喘鸣音，一般抗感染治疗无效。普通的肺炎一般咳嗽比较频繁，早期是刺激性干咳，后期咳嗽有痰，细菌性咳嗽伴脓痰，经抗感染治疗可好转。当然肺结核和普通肺炎不能仅从咳嗽来区别，还要结合其他的表现和检查来区别。如潘××，1岁，女孩，因咳嗽伴间断喘息20余天来院。外院胸部CT显示：肺炎并左肺上叶实变及不张，左侧少量胸腔积液，输液治疗无效，怀疑有支气管异物，行纤维支气管镜检查后，经活检确诊为肺结核。

## 16. 肺结核要做哪些检查才能诊断？怎样排除自己是不是肺结核？

如果疑似肺结核需要进一步检查来诊断，如 PPD 皮试，胸片，肺部 CT，痰液、胃液涂片染色，结核杆菌培养，结核感染 T 细胞斑点试验、周围淋巴结活检、胸膜活检、肺活检等。

肺结核一般有以下几种情况：有结核接触史；有发热、咳嗽、食欲差、乏力、盗汗、消瘦等症状；结核相关检查阳性，如果没有以上情况则不考虑肺结核。

## 17. 孩子接触了家中的肺结核病人，怎么补救？

孩子接触了家中的肺结核病人，补救的办法要看结核病人痰检情况来定：接触了痰检阳性也就是痰中带菌的病人，如果是小于 5 岁的孩子，就需要预防性吃抗结核的药，如果大于 5 岁就需要做 PPD 皮试和结核感染 T 细胞斑点试验，检查阳性需要治疗，检查阴性不需要治疗，定期随访；如果接触了痰检阴性也就是痰中不带菌的结核病人，做 PPD 皮试和结核感染 T 细胞斑点试验，检查阳性的需要治疗，检查阴性不需要治疗，定期到医院复诊、检查即可。

## 18. 肺结核患儿生活上应注意什么？

第一，应该保证孩子足够的睡眠时间，睡前不做剧烈运动，避免观看刺激性的影视剧，睡前喝杯牛奶帮助睡眠。

第二，要注意适当进行户外活动，但不可运动过度。

第三，要做好呼吸道护理，保持室内空气新鲜、阳光充足，房间定期开窗通风，早中晚各一次，每次半小时，通风时把孩子转移到另外的房间，防止受凉引起上呼吸道感染。

第四，要特别注意积极防治各种急性传染病，如流感、百日咳、麻疹等，感染急性传染病后可使潜伏结核活动恶化。

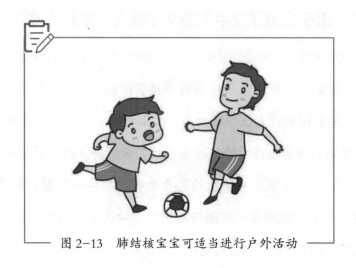

图 2-13　肺结核宝宝可适当进行户外活动

### 19. 肺结核不治疗会怎样？肺结核没有症状需要治疗吗？判断肺结核好转的表现是什么？

　　肺结核不治疗有两方面的影响：第一是对自身的影响，可能会使病情加重，出现咯血、呼吸衰竭，危及生命，部分可发展为结核性脑膜炎，出现昏迷、抽筋等严重的情况，危及生命；第二是对周围人的影响，肺结核如果没有及时治疗，病人会成为传染源，威胁周围人的健康。同时，部分肺结核病人没有任何症状，只是在肺部照片或者肺部 CT 以及其他检查时发现有肺结核，这种情况也依然需要治疗。

　　肺结核经过治疗，如果发热、咳嗽、食欲差、乏力、盗汗、消瘦症状好转，检查胸片或肺部 CT 部分或完全病灶吸收，则提示病情好转。

## 20. 结核杆菌是终身携带的吗？肺结核会遗传给下一代吗？

结核杆菌生长缓慢，可以被抗结核药抑制或杀灭，但是在闭合的病灶及巨噬细胞内的结核菌代谢不活跃，生长繁殖缓慢或停滞，不易被抗结核药所杀灭，这些残留菌成为日后复发之根源。所以初次感染结核的原发病灶中可长期潜伏少量结核杆菌，在抵抗力降低时，有可能复发。

肺结核是传染病，不是遗传病，所以肺结核不会遗传给下一代，但是病人如果没有隔离治疗，可能在家庭内传播，引起下一代感染。

## 21. 肺结核好了会不会复发？怎样预防结核病复发？

肺结核经过正规的治疗以后，病灶大多数以纤维钙化灶的形式愈合，但是在结核原发病灶中可长期潜伏少量的结核杆菌，这种残留菌在以后可能成为结核病复发的主要内源性来源；或者接触传染性肺结核患者时，也可能再次感染肺结核。肺结核的复发主要与以下几个影响因素有关：

（1）机体抵抗力降低。

（2）没有经过正规的治疗或者疗程不够。

（3）患流感、百日咳、麻疹等急性传染病后可使潜伏结核活动恶化。

结核病的复发与机体的免疫力有着密切的关系，机体免疫力降低时结核病容易复发。因此，结核病患者治愈后仍要规律生活、营养均衡，保持心情舒畅，还要注意锻炼身体，劳逸结合，不要过于劳累，定期复查胸片。同时，患结核病规范抗结核治疗是防止结核病复发的关键，不可自行停药、减少用药，必须在医师指导下用药。

## 22. 得了结核病，家人要体检吗？家中有肺结核病人怎样避免传染？

结核病主要通过呼吸道飞沫传播，容易传染给家人，如果得了结核病，家里人也要体检，具体做什么检查需要由医师根据情况决定，比如做 PPD 皮试、结核感染 T 细胞斑点试验、胸片或肺部 CT 等。

家中有传染性肺结核的病人应去定点结核治疗单位隔离治疗，出院居家应注意：

（1）注意咳嗽礼仪，病人在咳嗽、打喷嚏时不要冲着人，最好用纸巾捂住口鼻，来不及时用手臂遮挡口鼻。

（2）病人的痰液应消毒处理。

（3）室内要经常通风。

（4）经常晾晒病人的生活用品。

（5）病人置单间居住，与他人接触应戴口罩，碗筷分开使用并消毒。

## 23. 跟肺结核病人说话会被传染吗?

如果说话对象是痰菌阳性的肺结核病人,病人呼出的气体中就有可能含有结核杆菌,就有可能会被传染。痰菌阴性的肺结核病人或经规范治疗2周后的病人传染性弱,被传染概率小。

## 24. 肺结核在早期怎么治疗?

一旦诊断为肺结核,需要进行及时、正规的抗结核治疗,由医师判断是否需要住院治疗,一般痰菌阳性的肺结核病人或病情较严重者需要住院隔离治疗。在治疗的过程中需要注意监测肝功能、血常规、血沉、胸片或肺部CT,并且要注意评估治疗的疗效。

治疗原则是早期、联合、规律、适量、全程,所以在治疗过程中不可随意停药或自行换药,那样不仅不易治愈,还容易形成耐药性,增加治愈的难度。另外在生活中,请注意适量地补充营养,健康饮食。因为肺结核是一种慢性的消耗性疾病,所以应该多吃些富含热量、蛋白质和维生素的食物。保证休息,要有充足的睡眠。平时可以适当地运动,比如做户外锻炼,注意避免剧烈的运动和劳累、受寒、感冒等不利因素的影响。

## 25. 肺结核能治好吗？

儿童结核病人如果能早发现、早诊断，在医师指导下规范治疗绝大多数是可以治愈的，但是这是一种慢性病，所以治疗时间较长。但是有一部分重症结核病，如结核性脑膜炎、粟粒性肺结核如果没有及时发现、治疗，可能危及生命，幸存者也可能遗留一定的后遗症。

## 26. 孩子没有结核病的症状，为什么医师建议吃抗结核药？

少数小儿没有结核病的表现，肺部照片正常，但检查结核菌素皮肤试验阳性，并且排除卡介苗接种后的阳性反应；或结核感染 T 细胞斑点试验阳性，这种属于潜伏结核感染。也就是说由结核杆菌感染引起的结核菌素试验阳性，需要排除卡介苗接种后反应，胸片或临床没有活动性结核病证据者称为潜伏期结核感染。一般来说，潜伏结核感染的都有结核病接触史，听诊肺部没有异常，这种结核感染需要吃抗结核药物。潜伏结核感染如果未经治疗，结核菌可以潜伏很多年没有症状，但是在怀孕（女性）或者免疫力下降时会表现出来。

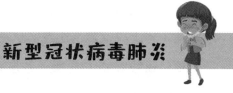

新型冠状病毒肺炎

## 1. 小孩感染新型冠状病毒肺炎有什么表现？需要怎么预防？

小孩感染新型冠状病毒肺炎（以下简称新冠肺炎）主要临床表现有发热、咳嗽、咳痰，可伴有鼻塞、流涕、喘息、食欲缺乏、呕吐、腹泻，部分年长儿诉咽部不适。

（1）小孩患新冠肺炎的特殊心理表现

①恐惧：患儿在隔离病房没有父母陪伴，对医护人员及病区隔离环境不熟悉，表现出焦虑甚至恐惧。

②想念亲人：患儿年龄比较小，但已经具备一些认知能力，不同年龄孩子认知能力有差别。

③担忧：由于新冠肺炎传染性较强，患儿对疾病认知不全，容易对疾病产生恐惧进而担心自己的生命安全。

④抑郁：对于患儿来说，由于隔离治疗，患儿只能在有限的空间活动，有约束感和冷落感，表现出情绪低落、食欲差、少言寡语等。

（2）预防措施

在新冠肺炎肆虐的特殊时期，家庭是保护孩子们的第一防线。

①要做好家庭日常防护。家长应主动戴好口罩，做好自我防护，保护孩子的前提是需要保护好自己，避免对着孩子打喷嚏、咳嗽，减少冲着孩子哈气、亲吻孩子等动作；接触、照顾孩子之前，保持双手

清洁、干净；为孩子戴好口罩，选择适合儿童佩戴的外科口罩，有必要时佩戴 N 95 口罩等，若是孩子太小，未能选择其适合的口罩，更应当减少外出。

②督促孩子勤洗手，不乱摸，饭前便后、接触公共场所的物体后要及时清洗双手，教会孩子使用七步洗手法，减少病从口入的可能性。最后，家中做到多通风、勤打扫，保持家庭环境干净整洁，减少细菌、病毒孳生，为孩子营造干净的生活环境。

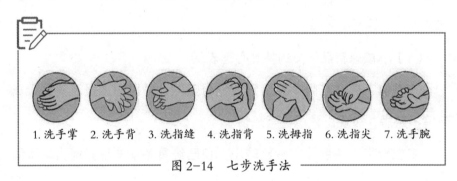

1.洗手掌　2.洗手背　3.洗指缝　4.洗指背　5.洗拇指　6.洗指尖　7.洗手腕

图 2-14　七步洗手法

 **2. 新冠肺炎传播的途径有哪些？**

新冠肺炎的传播途径包括呼吸道飞沫传播、间接接触传播、粪口传播、气溶胶传播、母婴传播。

（1）呼吸道飞沫传播：呼吸道飞沫传播是新冠肺炎传播的主要方式。病毒通过患者咳嗽、打喷嚏、谈话时产生的飞沫传播，易感者吸入后导致感染。

（2）间接接触传播：新冠肺炎也可通过与感染者间接接触而传播。

间接接触传播是指含有病毒的飞沫沉积在物品表面，接触污染手后，再接触口腔、鼻腔、眼睛等黏膜，会导致感染。相关部门检测确诊患者的居住环境时，在门把手、手机等物品表面均检测到了新型冠状病毒。

（3）粪口传播：研究发现确诊患者的粪便中检测到了新型冠状病毒，说明病毒可以在消化道复制并且存在，提示存在粪口传播可能，也有观点认为，粪便中的病毒可能通过含有病毒的飞沫形成气溶胶的方式再传播。

（4）气溶胶传播：气溶胶传播是指飞沫在空气悬浮过程中失去水分而剩下的蛋白质和病原体组成的核，形成飞沫核，可以通过气溶胶的形式漂浮至远处，造成远距离的传播。目前已有证据显示新冠肺炎可通过气溶胶进行传播。

（5）母婴传播：目前已经报道母亲为确诊新冠肺炎患者，新生儿出生 30 小时后咽拭子病毒核酸检测呈阳性的病例，提示新型冠状病毒可能通过母婴传播引起新生儿感染。

### 3. 新冠肺炎疫情期间，需要对居家环境进行常规消毒吗？

新冠肺炎是一种新发疾病，传染性极强，人群普遍易感，消毒作为切断传播途径的措施，在防控新冠肺炎流行中发挥了重要作用，所以在疫情期间，我们需要做好家庭的预防性消毒。

（1）居室空气管理：勤开窗，多通风，每天通风 2～3 次，每次不少于 30 分钟。在开窗通风的过程中，也需要注意保暖，避免出现感冒或者发热的状况。有条件的家庭也可以使用循环风空气消毒机，使用时建议关闭门窗。空调的过滤器、过滤网应每月清洗消毒。

（2）餐饮具的消毒：水杯、餐具等用具洗净后可用热水煮沸15 ～ 30 分钟，或按说明书使用高温消毒箱（柜）进行杀菌消毒。也可以使用含氯消毒剂（有效氯浓度 250 mg/L ～ 500 mg/L）浸泡 30 分钟后，再用清水冲洗干净，避免消毒剂的残留。

（3）物体表面的消毒：平时要对室内的地面、桌面、家具等物体表面进行定期清洁，如果家人被确诊或者接触过可疑人员，可使用含氯消毒剂（有效氯浓度 250 mg/L ～ 500 mg/L）对家具台面、门把手、电话机、开关、热水壶把手等经常接触的物体表面进行擦拭，作用 30 分钟，再用清水擦净；也可用 75 % 的酒精擦拭进行消毒。

（4）衣物被褥的消毒：衣服和被褥应定期清洗。如果接触过确诊病人或者可疑症状的人，所穿衣服应尽快换洗，可在 60 ℃水中浸泡 30 分钟，或使用 500 mg/L ～ 1000 mg/L 含氯消毒剂浸泡 15 分钟后清洗晾干。飞沫沉降后，鞋底有可能会沾染到病毒，但是不必紧张，量很少，只要注意鞋底清洁，回家后在门口更换即可。

（5）卫生间的消毒：专家研究发现，人类的尿液和粪便中也会出现新型冠状病毒，并且卫生间也是最容易滋生细菌的区域，所以做好卫生间的消毒是极其必要的。在消毒时所使用的消毒剂浓度也应当有所提高，需要使用 2000 mg/L 的含氯消毒液进行消毒，消毒作用的时间也应当为 30 分钟以上；并且注意用消毒剂擦拭马桶的按钮、圈垫、内部，以及厕所门把手、水龙头这些容易接触到的部位。当消毒结束之后，用清水洗净抹布进行再次擦拭。

（6）保持手卫生：新冠肺炎主要的传播途径是以近距离飞沫传播、密切接触传播为主，不能透过皮肤侵入人体，所以饭前饭后、上厕所前后、接触患者前后、接触外来物品后都需要洗手消毒，保持正确的洗手方法和勤洗手的习惯，能在一定程度上减少新冠肺炎感染的概率。可以选择抑菌性洗手液、肥皂等用流动水洗手，也可以用速干型的消毒剂对手进行消毒。

控制新型冠状病毒感染的肺炎，做好居家预防消毒很重要，应该遵循"以清洁卫生为主，预防性消毒为辅"的消毒原则，掌握正确消毒的方法。

### 4. 小儿采集新冠肺炎核酸检测标本会痛苦吗？是怎样采集的？

新冠核酸检测主要采取咽拭子检查，取标本过程非常快速，只需要用采样拭子取鼻咽部或口咽部的分泌物即可，一般不会有任何痛苦，只是过程中会产生轻微不适感。

采集方法：

（1）口咽拭子：用生理盐水漱口后，将聚丙烯纤维头的塑料杆拭子放入无菌生理盐水中湿润（不可用病毒保存液湿润），嘱患者张口发"啊"音，在压舌板辅助下越过舌根到达咽喉部，擦拭双侧咽扁桃体及咽后壁至少3次，取出时避免触及舌及口腔黏膜等处，标本采集后将拭子头浸入含2～3mL病毒保存液的管中，尾部弃去，旋紧管盖，做好标记，放入塑料密封袋中保存。

（2）鼻咽拭子：稍抬头部，将采样拭子垂直于鼻子（面部）方向插入鼻腔，使之与上颚平行，直至手指接近鼻子或感到有阻力即可（采样拭子伸入距离至少应达到耳垂至鼻尖长度的1/2）。将采样拭子在鼻咽部位停留数秒，同时轻柔旋转3～5次，使之充分与鼻腔分泌物接触。然后边旋转边抽出采样拭子，将拭子投入采样管，棉签头浸入细胞保存液中，弃去尾部，旋紧管盖，做好标记，放入塑料密封袋中保存。

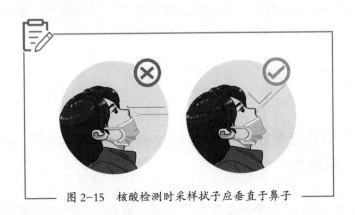

图2-15　核酸检测时采样拭子应垂直于鼻子

 **5. 小儿在采集新冠肺炎核酸检测标本时有什么注意事项?**

（1）评估采样区环境：采样区应设置在最靠侧边的位置。采样区应保证光线明亮，便于采样者检查用物及观察检查者的神志及表情。门窗应时刻保持开放状态，空气流通能够防止气溶胶传播。采样时应避免其他人员同室且保证无其他人员走动，做到一医一患一诊室，避免患者聚集发生交叉感染的可能。

（2）基本情况：家属需主动告知小儿是否有鼻中隔偏曲、鼻息肉、鼻部手术等病史。若鼻中隔偏曲、鼻息肉等疾病位于一侧鼻腔，则可考虑在另一侧鼻腔采集鼻咽拭子；若两侧鼻腔均患病或有鼻部手术史，则考虑采集口咽拭子或痰液等下呼吸道标本进行检测。

（3）自身准备：家属做好小儿的沟通工作，用纸巾擤鼻涕以便清除鼻腔内多余的分泌物，采样时头后仰70°，并用口罩罩住口唇及下颌，减少咳嗽导致飞沫飞溅产生气溶胶。提前向小儿解释采集样本可能带来的不适，使儿童靠紧椅背，以防采样时躲避发生跌倒等不良事件。

### 6. 新冠肺炎疫情期间，家长健康码是黄码，孩子在家需要注意些什么呢？

（1）家长健康码是黄码，孩子有发热、咳嗽等症状，这种情况大人需要做核酸检测，孩子也要到医院去检查，常规做核酸检测。在核酸检测结果出来之前，大人和孩子都需要留医院观察。后期需不需要在医院观察、观察多久时间，要由医生根据他们的流行病学史来确定。

（2）家长健康码是黄码，小孩没有任何新冠肺炎相关症状，如没有发热、咳嗽、乏力、流涕、腹泻等，家长做一次核酸检测，如果是阴性，大人可以通行，但不能到学校、大型商场等人群聚集的地方去，需要在家里居家隔离。

居家隔离期间，最好与孩子分开居住，尽量不与孩子接触，一定要接触的话，也建议家长戴口罩、充分洗手之后，再和孩子接触。洗手，一定要用流动水洗，洗的时间不少于20秒，还可以在家准备75%的酒精进行居家消毒。家里要保持通风，建议每天至少通风两次，每次通风不少于半小时。

## 7. 新冠肺炎疫情期间，孩子出门需要做什么样的防护呢？

疫情期间，很多孩子可能在家待不住，想出去玩，但是家长还是尽量减少孩子外出，对年龄大一点的孩子，建议家长多跟孩子沟通、解释，减少外出。如果孩子一定要外出的话，建议不要去人群聚集的地方，而是去人少、空气流通的地方。另外，外出的时候尽量不要坐公共交通工具，一定要记得戴好口罩。小朋友戴口罩要注意大小适合，戴口罩期间，家长要检查口罩的松紧度，观察孩子有没有不舒服的症状，并适当调整。年龄比较小的婴幼儿不建议戴口罩，容易引起窒息。

如果小朋友外出，尽量不用手摸公共设施，因为手接触感染病毒的概率会提高，同时需要孩子纠正摸眼睛、抠鼻子、咬手指的习惯，这些习惯都有可能传染病毒。孩子回家之后，需要洗手、换衣服，家长也要在换衣、洗手之后，再去抱孩子或跟孩子一起玩。

### 8. 新冠肺炎疫情期间，儿童出现什么症状需要去就诊？

儿童感染新冠肺炎可表现为：发热、咳嗽、乏力；嗅觉、味觉减退或丧失；鼻塞、流涕、咽痛、结膜炎、肌痛、腹泻等，出现上述症状需要及时就诊。

### 9. 新冠肺炎疫情期间，婴幼儿需不需要推迟打疫苗和体检呢？

如果孩子因为去过中高风险区而被限制出行，或者在限制出行的地区，有些基础免疫的疫苗可以暂缓接种，等疫情情况得到控制之后再接种也是可以的。但是有些需要按时接种的疫苗，比如狂犬疫苗，建议按时预约接种。

孩子做体检不属于急诊，可以择期进行，疫情期间应避免人群聚集，医院也是人群聚集的地方，所以建议家长朋友们可以暂缓带孩子进行体检，等疫情过后再去做体检。

## 10. 为什么打了新冠疫苗还会被感染？儿童的疫苗什么时候打？

任何疫苗的保护率不可能达到 100%，所以接种疫苗后会有部分人群没有产生保护性抗体，不能起到预防作用。新冠疫苗接种后需要一定时间才能产生保护性抗体，所以在这个窗口期可能被感染。

目前研究和观察发现，新冠疫苗对预防某些变异病毒的保护力有所下降，但对病毒感染仍有良好的预防作用。接种疫苗可预防某些变异病毒感染及降低重症病例发生的风险。

目前已获批 3 岁以上儿童使用新冠疫苗，各个地方的儿童接种时间有所不同，可以按照社区的通知及时接种新冠疫苗。

## 11. 密切接触概念有些什么变化？

根据国家 2021 年 5 月 11 日发布的《新型冠状病毒肺炎防控方案（第八版）》文件内容，密切接触的概念发生了变化。以往的密切接触的概念是指确诊病例发病前两天的家人，或同一办公室、一米之内共同吃饭、开会的人；现在密切接触的概念是与确诊病例在同一空间、同一单位、同一座建筑、同一栋楼，发病前 4 天与病人接触的人。儿童如果是密切接触者，也应该按程序做新冠肺炎核酸检测和相应的隔离。

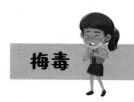

**梅毒**

## 1. 梅毒有哪些临床表现？可以治好吗？

梅毒因其传播方式在儿科一般特指先天性梅毒，先天性梅毒是指梅毒螺旋体由母亲经胎盘进入胎儿血液循环，致胎儿感染。大多数患儿出生时可无异常，而于 2～3 周后逐渐出现症状。常见临床表现有：

（1）皮肤黏膜损害：可有鼻炎及鼻塞，皮疹为多形性斑丘疹，常见于口周、鼻翼及肛周。

（2）骨损害：主要为长骨多发性、对称性损害。

（3）全身淋巴结肿大、滑车上淋巴结肿大；肝脾肿大。

（4）血液系统：表现有贫血、白细胞减少或增多、血小板减少等。

（5）其他表现：出现脑炎、肺炎、肾炎等症状，还可出现马鞍鼻、楔状齿、神经性耳聋等。

梅毒经过及时、正规的治疗是可以治好的，首选青霉素治疗，疗程 10～14 天，并需定期复诊。而已经造成器官功能损害者，则需要相关评估及治疗。

## 2. 孕母有梅毒，生下来的孩子一定会有梅毒吗？可以母乳喂养吗？

孕母有梅毒，生下来的孩子是否会有梅毒，取决于孕妇第一次产前检查是否常规进行梅毒血清学检查及诊断后的治疗情况。如果孕母有下列情况之一，孩子患先天性梅毒的可能性偏大，需要进一步检查。

（1）患梅毒而未经治疗或未恰当治疗者。

（2）产前1个月内开始梅毒治疗者。

（3）妊娠期应用非青霉素疗法治疗者。

如果孕母梅毒已经在分娩前1个月以上予以正规治疗或无梅毒复发，抑或无再感染梅毒的证据，孩子患先天性梅毒的可能性偏低；如果孕母梅毒在妊娠前已得到恰当治疗且妊娠期和产时非螺旋体试验抗体滴度稳定地维持在低水平（VDRL ≤ 1∶2 或 RPR ≤ 1∶4），则孩子患先天性梅毒的可能性更低。

孕母梅毒是否可以母乳喂养，要根据具体情况来分析，梅毒患者的血液、乳汁、唾液等都含有梅毒螺旋体，可通过相关途径传染梅毒。如果母亲感染梅毒时间较长，经过正规的治疗并已治愈，此时母乳喂养是安全的，但是如果母亲新近感染梅毒或梅毒未经过正规有效的治疗，则不建议母乳喂养。

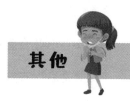

其他

## 1. 小儿腺病毒感染严重吗？要隔离多久？

小儿腺病毒感染后，可表现为咽结合膜热、腺病毒肺炎或普通的上呼吸道感染症状。咽结合膜热以发热、咽炎、结膜炎为特征，临床表现为高热、咽痛、眼部刺痛、球结膜出血、结膜炎等。腺病毒肺炎曾是我国儿童患病率和死亡率最高的病毒性肺炎，临床特点为起病急骤、高热持续时间长、中毒症状重，易合并心肌炎、多器官功能障碍和继发细菌感染，部分可发展为闭塞性细支气管炎而导致反复喘息。小儿腺病毒感染后，病情相对较重，需密切监测病情变化，及时就诊。

腺病毒感染非法定传染病，但是可造成传染，一般建议隔离至体温稳定、症状消失 2 ～ 3 天左右。

## 2. 小儿合胞病毒感染主要有哪些表现？

小儿合胞病毒感染后主要出现毛细支气管炎或呼吸道合胞病毒肺炎。毛细支气管炎常发生于 2 岁以下小儿，多数在 6 个月以内，喘息和肺部哮鸣音为其突出特点。呼吸道合胞病毒肺炎轻症患者可出现发热、呼吸困难，症状不重，中、重症患者有较明显的呼吸困难、喘憋、鼻翼煽动、三凹征及反复发热，部分患儿有不同程度肺气肿。

小儿合胞病毒感染后，病程较长，无特效治疗方案，治疗相对麻烦，主要治疗方法为氧疗、控制喘息、病原治疗及对症支持治疗。

## 3. 伤寒是什么病？有什么表现？

伤寒是由伤寒沙门菌引起的急性消化道传染病，其传染源为患者和带菌者，消化道水源传播是其最常见的传播途径，也可因密切接触或通过苍蝇等媒介传播。我国发病人群以青壮年为主，其次为学龄及学龄前儿童，6个月以内婴儿发病率低，新生儿罕见。

伤寒的表现：

（1）初期。相当于病程第一周，多有发热，体温呈阶梯形上升，3～7天内可达39℃～40℃，常伴头痛、畏寒、乏力、全身不适、食欲缺乏、咽痛和咳嗽等，还可见腹痛、腹泻。

（2）极期。为病程第2～3周，期间出现伤寒特征性表现：持续高热、相对缓脉、表情淡漠和反应迟钝等神经系统症状、肝脾大、玫瑰疹、腹胀便秘等消化道表现。

（3）缓解期。为病程第3～4周，体温逐渐下降，症状逐渐减轻，腹胀缓解，肝脾开始回缩，但本期内小肠仍处于溃疡期病变，有并发肠出血和肠穿孔风险。

（4）恢复期。为病程第5周，体温恢复正常，症状消失，食欲好转，一般在一个月左右完全恢复。

## 4. 什么是传染性单核细胞增多症? 怎么传播的? 怎么治疗?

传染性单核细胞增多症是由 EB 病毒(传染性单核细胞增多症病原体)感染所致的急性感染性疾病,主要易感人群为儿童和青少年,临床上以发热、咽峡炎、肝脾和淋巴结肿大、外周血中淋巴细胞增多并出现异型淋巴细胞等为特征。

患者和隐性感染者是传染源,病毒可大量存在于唾液腺及唾液中,因此口—口传播是主要的传播途径,成人亲吻幼儿即可造成传播,另外,飞沫传播虽有可能但是少见,偶可经输血传播。

本病目前尚无特效的治疗方法,主要采取对症治疗。抗病毒治疗可用阿昔洛韦、更昔洛韦及伐昔洛韦等药物,但其确切疗效尚存争议。抗菌药物对本病无效,仅在继发细菌感染时应用。对病情较重的患者可短程使用肾上腺皮质激素,有脾大的患者应避免与腹部接触的活动,如发生脾破裂,应立即输血并行手术治疗。

# 参考文献

[1] 马小东. 浅谈预防接种的禁忌 [J]. 中国中医药现代远程教育, 2011, 9（22）: 93-94.

[2] 王宇明, 李梦东. 实用传染病学 [M]. 4 版. 北京: 人民卫生出版社, 2016.

[3] 王卫平, 孙锟, 常立文. 儿科学 [M]. 9 版. 北京: 人民卫生出版社, 2018.

[4] 尤黎明, 吴瑛. 内科护理学 [M]. 6 版. 北京: 人民卫生出版社, 2018.

[5] 李兰娟, 任红. 传染病学 [M]. 9 版. 北京: 人民卫生出版社, 2018.

[6] 刘静. 儿童常见传染病的防治与家庭护理 [M]. 北京: 中国大百科全书出版社, 2020.

[7] 方峰, 俞蕙. 小儿传染病学 [M]. 5 版. 北京: 人民卫生出版社, 2020.